家庭常用中草药◎单方验方

◎杨卫平 夏同珩 主编

大字版

5

贵州科技出版社
·贵阳·

图书在版编目(CIP)数据

家庭常用中草药·单方验方:大字版. ⑤ / 杨卫平,夏同珩主编. -- 贵阳:贵州科技出版社,2024. 9.

ISBN 978-7-5532-1393-4

Ⅰ. R289.5

中国国家版本馆 CIP 数据核字第 2024PW5448 号

家庭常用中草药·单方验方(大字版)⑤

JIATING CHANGYONG ZHONGCAOYAO · DANFANG YANFANG (DAZIBAN) ⑤

出版发行 贵州科技出版社
地　　址 贵阳市观山湖区会展东路 SOHO 区 A 座(邮政编码:550081)
网　　址 https://www.gzstph.com
出 版 人 王立红
责任编辑 徐　梅
封面设计 熊　锋
经　　销 全国各地新华书店
印　　刷 贵州新华印务有限责任公司
版　　次 2024 年 9 月第 1 版
印　　次 2024 年 9 月第 1 次
字　　数 126 千字
印　　张 10
开　　本 710 mm × 1000 mm　1/16
书　　号 ISBN 978-7-5532-1393-4
定　　价 48.00 元

《家庭常用中草药·单方验方（大字版）》

编委会

主　编　杨卫平　夏同珩

编　委　云雪林　尹武燕　刘　明　刘绍欢
陈　芳　宋胜武　杨卫平　周　静
夏同珩　梅　颖　董发发　潘晓英

前言

QIANYAN

治病用药，人皆可学。

将中草药用于防病治病在我国有上千年的历史，为中华民族的繁衍昌盛做出了巨大的贡献。历代医药从业人员在治疗各种疾病的过程中不断努力实践，积累了丰富的用药经验，为我们今天的防病治病提供了大量的参考。随着经济社会的发展，现代人面对着生活节奏紧张、环境污染及药品滥用等有损健康的因素，越来越希望从古人的智慧中汲取有效经验，用更加天然、更加绿色、更加安全的方式来维护自己的健康。于是，使用中草药防病治病成为一种有益的选择。

在传统的本草典籍中，前人留下了许许多多的宝贵文字材料，但难免文字艰涩，且部分描述粗略，或有漏缺，导致阅读和使用不便。我们通过对大量中医药经典文献的学习，选择了600余种临床有效的中草药，撰写了相关中草药识别和应用的知识内容，并根据中草药形态特征，选配上千幅原植物的照片，整理出版，以帮助广大人民群众了解中草药知识，并为传播我国悠久的中医药传统文化，培养更多的优秀中医药人才，更好地促进中医药的发展和进步，做出贡献。

丛书由贵州中医药大学药学院杨卫平、云雪林、陈芳等教师及其他专业人士编写，彩色图片的筛选参考了大量的医药文献，具体的拍摄工作主要由杨卫平、夏同珩、刘绍欢和宋胜武完成。

丛书在编写过程中参考了国内外的医药文献和相关书籍，在此向所有参考文献的原作者表示谢意。

由于编者的学识和水平有限，书中难免有疏漏和不足，敬请广大读者批评指正，特表衷心感谢。

编　者

2024 年 7 月

目　录

MULU

1 马　兰 …………………… 001
2 马　蓝 …………………… 003
3 马铃薯 …………………… 005
4 马钱子 …………………… 007
5 马蹄金 …………………… 009
6 马先蒿 …………………… 011
7 马缨花 …………………… 013
8 马醉木 …………………… 015
9 蔓百部 …………………… 017
10 蔓胡颓子 ………………… 019
11 蔓荆子 ………………… 021
12 蔓龙胆 ………………… 023
13 芒　萁 ………………… 025
14 莽　草 ………………… 027
15 毛　茛 ………………… 029
16 毛蕊草 ………………… 031
17 梅 ……………………… 033
18 猕猴桃 ………………… 035
19 面根藤 ………………… 037
20 磨盘草 …………………… 039
21 蘑　菇 …………………… 041
22 魔　芋 …………………… 043
23 牡丹皮 …………………… 045
24 牡　蒿 …………………… 047
25 牡　荆 …………………… 049
26 木鳖子 …………………… 051
27 木　耳 …………………… 054
28 木　瓜 …………………… 056
29 木姜子 …………………… 058
30 木　槿 …………………… 060
31 木　棉 …………………… 062
32 木天蓼 …………………… 064
33 苜　蓿 …………………… 066
34 奶浆草 …………………… 068
35 南　瓜 …………………… 070
36 南蛇藤 …………………… 072
37 南天竹 …………………… 075
38 南五味子 ………………… 077

39 楠 …… 079
40 闹羊花 …… 081
41 牛　蒡 …… 083
42 牛皮消 …… 085
43 糯　稻 …… 087
44 糯米藤 …… 089
45 女　萎 …… 091
46 女　贞 …… 093
47 爬山虎 …… 095
48 盘龙参 …… 097
49 泡　桐 …… 099
50 炮仗花 …… 101
51 佩　兰 …… 103
52 枇　杷 …… 105
53 平　菇 …… 107
54 萍 …… 109
55 婆婆纳 …… 111
56 葡　萄 …… 113
57 蒲公英 …… 115
58 蒲　黄 …… 117
59 漆姑草 …… 119
60 千金子 …… 121
61 千里光 …… 123
62 牵　牛 …… 125
63 前　胡 …… 127
64 芡　实 …… 130
65 茜　草 …… 132
66 茄 …… 135
67 芹　菜 …… 137
68 秦　艽 …… 139
69 青　藤 …… 141
70 青葙子 …… 143
71 青鱼胆草 …… 145
72 苘　麻 …… 147
73 楸　木 …… 149

1 马 兰

【别名】田边菊、鱼鳅串。

【来源】菊科植物马兰 *Kalimeris indica* (L.) Sch.-Bip.。

【形态特征】多年生草本，高 30～70 cm。根茎有匍匐枝。茎直立。中部叶互生；叶片倒披针形，基部狭窄并下延成短柄，两面近光滑。上部叶椭圆形，无柄，全缘。头状花序单生于枝端，排列成疏伞房状；总苞半球形；总苞片 2～3 层，覆瓦状排列；舌状花 1 列，蓝紫色；管状花被短毛。瘦果倒卵状长圆形。花期 5—9 月，果期 8—10 月。

【生境及分布】生于山坡、田坎、路旁或荒地。我国各地均有分布。

【药用部位及采收加工】嫩茎叶或全草。夏秋季采收，晒干备用或鲜用。

【性味功效】味辛、苦，性寒。解表除湿，消食化积。

【单方验方】①治风热感冒：马兰、马鞭草、灯心草各 10 g，水煎服。②治痢疾：马兰、刺梨根各 15 g，水煎服。③治胃脘疼痛：马兰 10 g，苦荞头 15 g，青木香 6 g，水煎服。④治食积不化：马兰、隔山消各 10 g，水煎服。

【现代研究】临床上用于治疗消化不良，普通感冒，流行性感冒，流行性腮腺炎，急性扁桃体炎，外伤出血，胃、十二指肠溃疡，慢性气管炎，传染性黄疸性肝炎，等等。

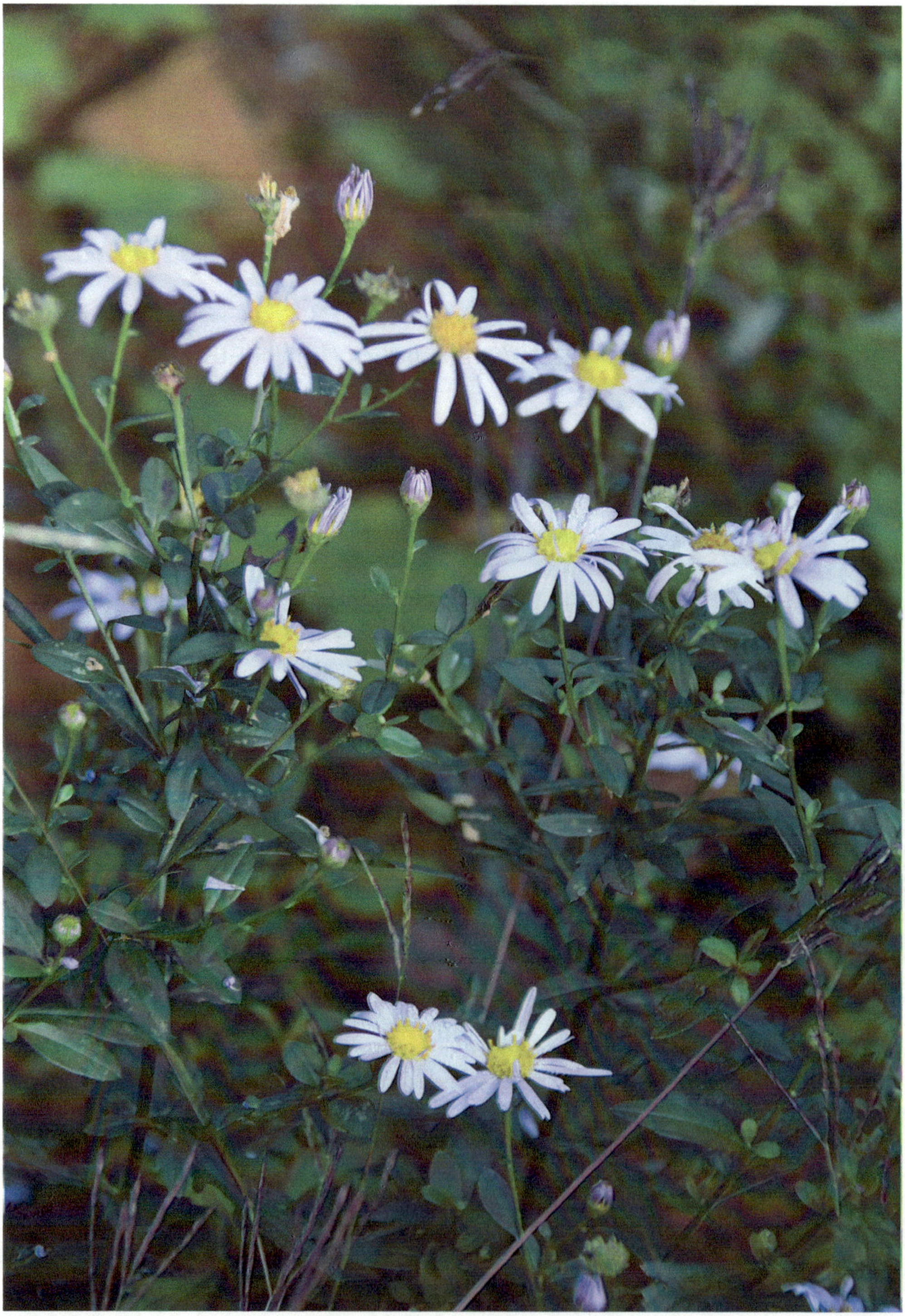

2 马 蓝

【别名】马兰、南板蓝根。

【来源】爵床科植物板蓝 *Baphicacanthus cusia* (Nees) Bremek.。

【形态特征】多年生草本，高 30 ~ 70 cm。根茎粗壮，断面呈蓝色。地上茎基部稍木质化，略带方形，稍分枝，节膨大。叶对生；叶片倒卵状椭圆形或卵状椭圆形，先端急尖，基部渐狭细，边缘有浅锯齿或波状齿或全缘；上面无毛。穗状花序顶生或腋生。花萼裂片 5 片；花冠漏斗状，浅紫色；雄蕊 4 枚，二强；子房上位。蒴果稍呈狭

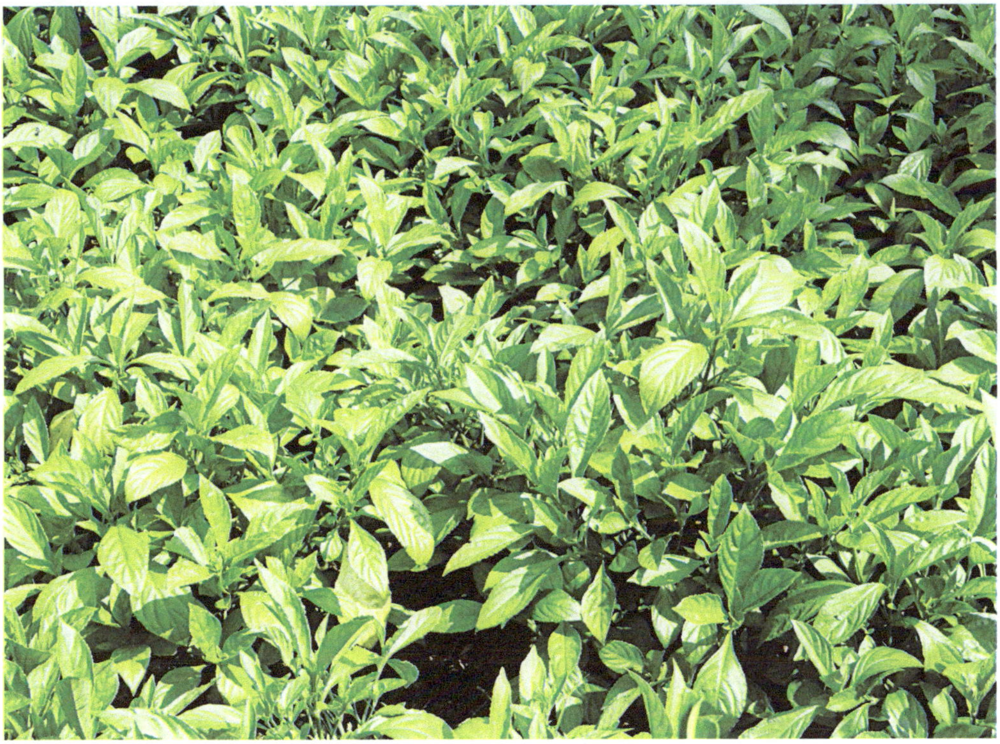

匙形。种子 4 粒。

【生境及分布】生于林缘潮湿处。有栽培。分布于我国长江流域以南各地区。

【药用部位及采收加工】药用根和根茎。初冬采挖，除去茎叶，洗净，晒干备用。

【性味功效】味苦，性寒。清热解毒，凉血消肿。

【单方验方】①治温毒发癍：马蓝根 15 g，生石膏 20 g，黄芩 10 g，水煎服。②治大头瘟、丹毒、痄腮：马蓝根 15 g，黄连、玄参、僵蚕、牛蒡子各 10 g，水煎服。③治热毒疮痈：马蓝根、金银花、蒲公英、紫花地丁各 12 g，水煎服。

【现代研究】临床上用于治疗急性咽喉炎、流行性腮腺炎、流行性乙型脑炎、玫瑰糠疹、流行性结膜炎、痈肿恶疮等。

3　马铃薯

【别名】洋芋、土豆。

【来源】茄科植物马铃薯 *Solanum tuberosum* L.。

【形态特征】一年生草本。地下块茎椭圆形，外皮黄白色。地上茎柔弱，高 50～90 cm，多分枝。羽状复叶互生，具小叶 3～4 对；小叶卵形或椭圆状卵形，大小相间，先端钝尖，全缘；叶脉在下面凸起；两面均被疏毛。花萼钟状，5 裂，裂片披针形；花冠白色或淡紫色，先端 5 浅裂，裂片略呈三角形；雄蕊 5 枚，花丝短；雌蕊 1 枚，子房 2 室，花柱较雄蕊稍长。结实很少。浆果球形。

【生境及分布】我国各地均有栽培。

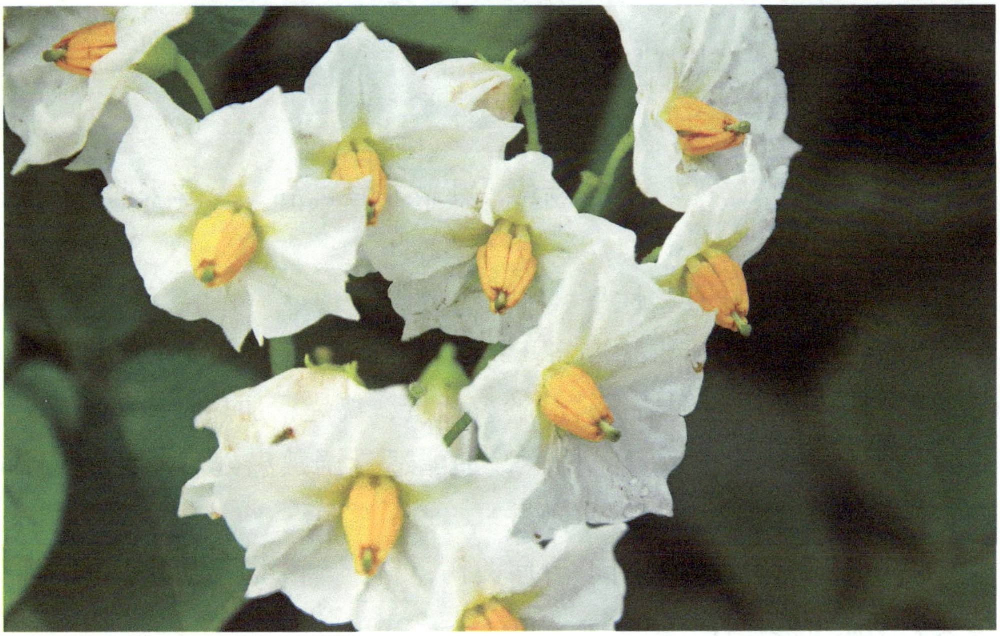

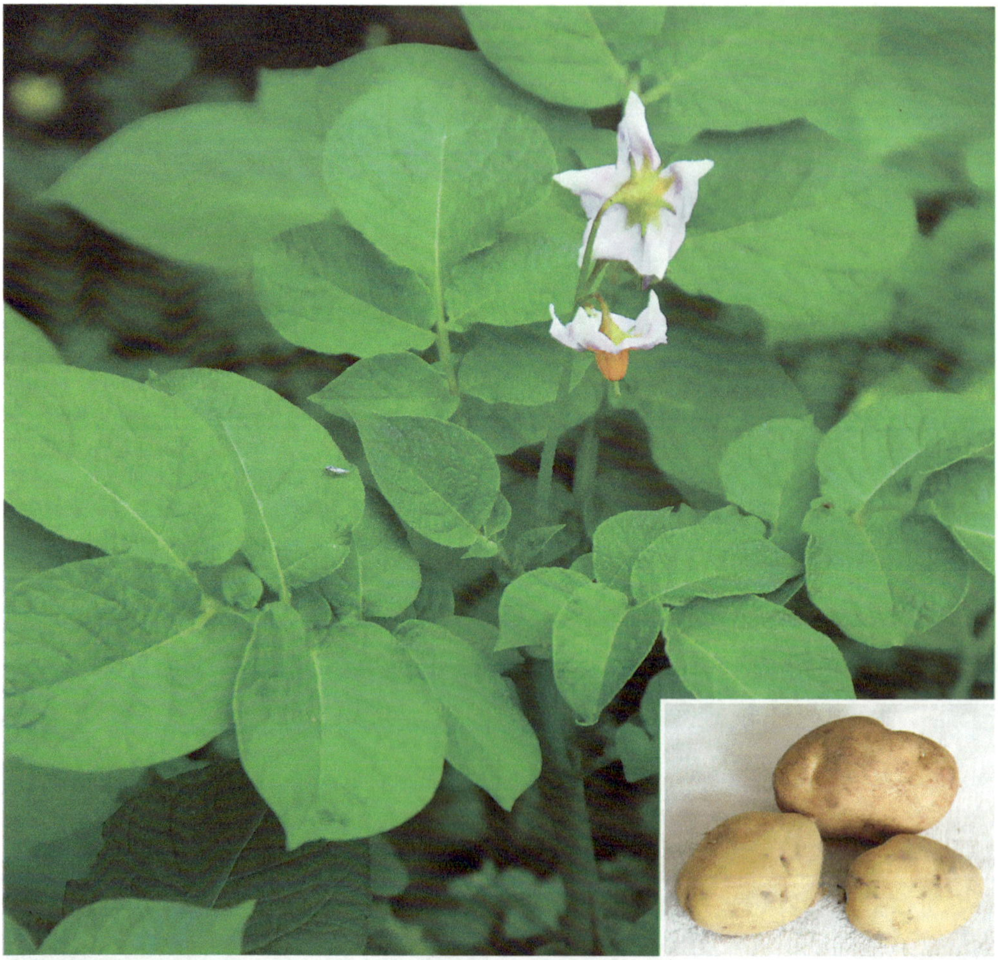

【药用部位及采收加工】新鲜或干燥块茎。春、夏季采收，去泥土，干燥备用或鲜用。

【性味功效】味甘，性平。补气，健脾。

【单方验方】①治胃脘疼痛：马铃薯 20 g，仙人掌 30 g，水煎服。②治肌肉注射致局部硬结：鲜马铃薯适量，捣烂，加热敷患处。③治痄腮肿痛：鲜马铃薯适量，捣烂，加醋适量调敷患处。④治冻疮痒痛：马铃薯、茄根各适量，水煎洗。

【现代研究】临床上用于治疗烫伤，胃、十二指肠溃疡疼痛，腮腺炎，皮肤湿疹瘙痒，等等。

4 马钱子

【别名】番木鳖、马前。

【来源】马钱科植物马钱子 *Strychnos nux-vomica* L.。

【形态特征】乔木，高 5 ~ 25 m。树皮灰色，具皮孔；枝光滑。叶对生，纸质；叶片广卵形或近圆形，先端急尖或微凹，基部广楔形或圆形，全缘，两面光滑无毛，网状细脉不规则。聚伞花序顶生，被短柔毛。花白色，无梗；花萼绿色，先端 5 裂；雄蕊 5 枚，花药黄色；子房卵形。浆果球形。种子 3 ~ 5 粒或更多。花期春、夏季，果期 8 月至翌年 1 月。

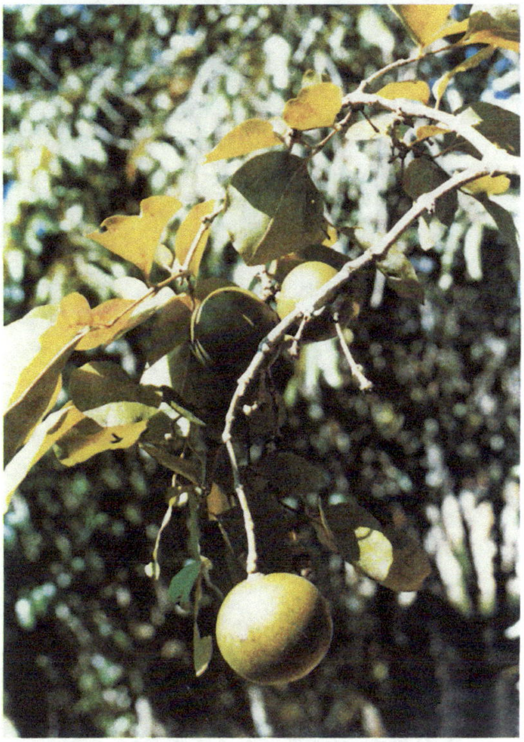

【生境及分布】生于深山疏林中。有栽培。分布于云南、广西、贵州、台湾等地。

【药用部位及采收加工】成熟种子。果实成熟时摘下果实，取下种子，晒干备用。

【性味功效】味苦，性温。通络止痛，散结消肿。有大毒。

【单方验方】①治跌打损伤、痈疽肿痛：马钱子（烫炒）0.3 ~ 0.6 g，乳香、没药各 3 ~ 6 g，共研末，每次 1 g，酒下。②治风湿顽痹、麻木瘫痪：马钱子（去皮，烫炒）、甘草各 1.8 g，炼蜜为丸（40 粒），每次 1 ~ 2 粒，每日 3 次。

【现代研究】临床上用于治疗重症肌无力、小儿麻痹后遗症、三叉神经痛、类风湿性关节炎、腰椎间盘突出症、面神经麻痹、牙痛、中耳炎、神经性皮炎和手足癣等。马钱子中毒者，初期有颈部肌肉抽筋感，并吞咽困难、烦躁不安，继而伸肌和曲肌同时极度收缩而出现强直性惊厥。

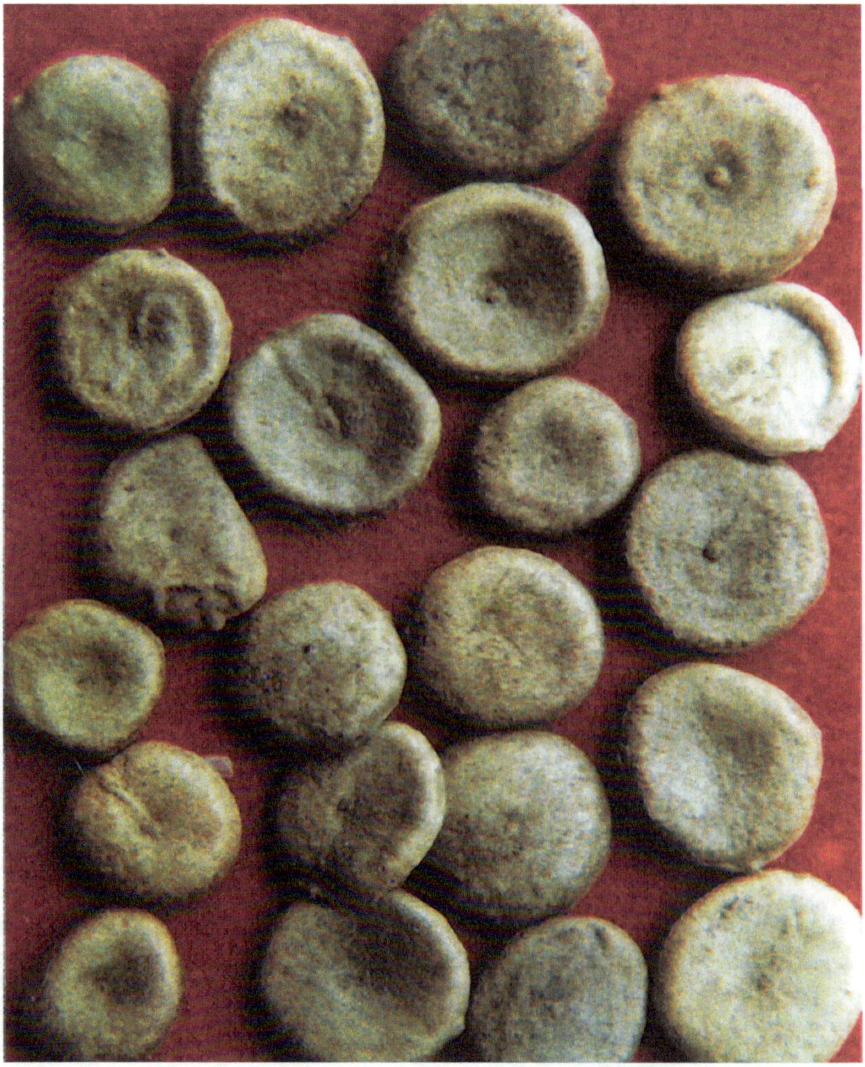

5 马蹄金

【别名】小金钱草、马蹄草。

【来源】旋花科植物马蹄金 *Dichondra repens* Forst.。

【形态特征】多年生匍匐小草本。茎细长，光滑或稍被灰色疏柔毛，节上生根。单叶互生；叶柄长 3~7 cm；叶片圆形或肾形，直径 2~4 cm，先端宽圆形，基部阔心形，全缘。花单生于叶腋；萼片 5 片；花冠钟状，黄色，深 5 裂；雄蕊 5 枚；子房 2 室。蒴果近球形，膜质。种子黄色至褐色，无毛。花期 4 月，果期 7—8 月。

【生境及分布】生于路旁、草丛、墙角的半阴湿处及土质肥沃的田间和山地。分布于我国长江流域以南各地区。

【药用部位及采收加工】全草。全年可采，洗净，晒干备用或鲜用。

【性味功效】味苦、辛，性凉。清热利湿，活血止痛。

【单方验方】①治黄疸胁痛：马蹄金、凤尾草、酢浆草各 50 g，水煎服。②治跌打伤痛：马蹄金 50 g，酒水各半煎服。③治带状疱疹：马蹄金适量，捣烂取汁涂搽患处。④治指疔：鲜马蹄金、鲜半边莲各适量，捣烂外敷。

【现代研究】临床上用于治疗传染性黄疸性肝炎、胆道结石、尿道结石、带状疱疹、化脓性指头炎、跌打损伤、蛇咬伤、外伤疼痛等。

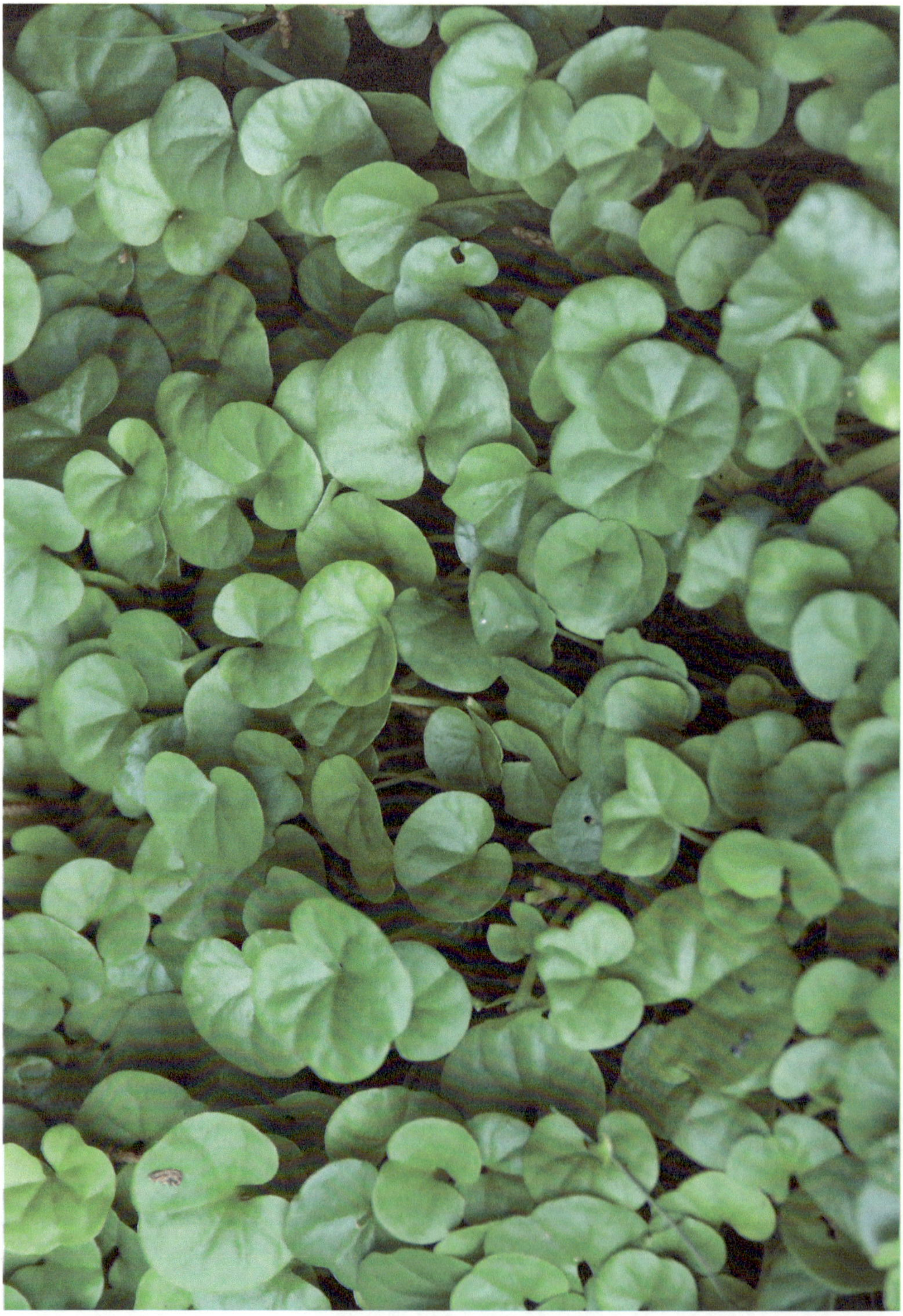

6　马先蒿

【别名】马屎蒿、马新蒿。

【来源】玄参科植物返顾马先蒿 *Pedicularis resupinata* L.。

【形态特征】多年草本，高 30 ~ 70 cm。根多数丛生，细长纤维状。茎直立，粗壮，中空，方形。叶互生，有时对生；叶片卵形至长圆状披针形，先端渐狭，基部广楔形或圆形，边缘具钝圆的重齿；叶柄短。花单生于茎枝上部的叶腋；花萼前方具深裂；花淡红色至紫红色，上唇盔状，下唇大；前面 1 对花丝有毛。蒴果斜长圆形。花期 6—8 月，果期 8—9 月。

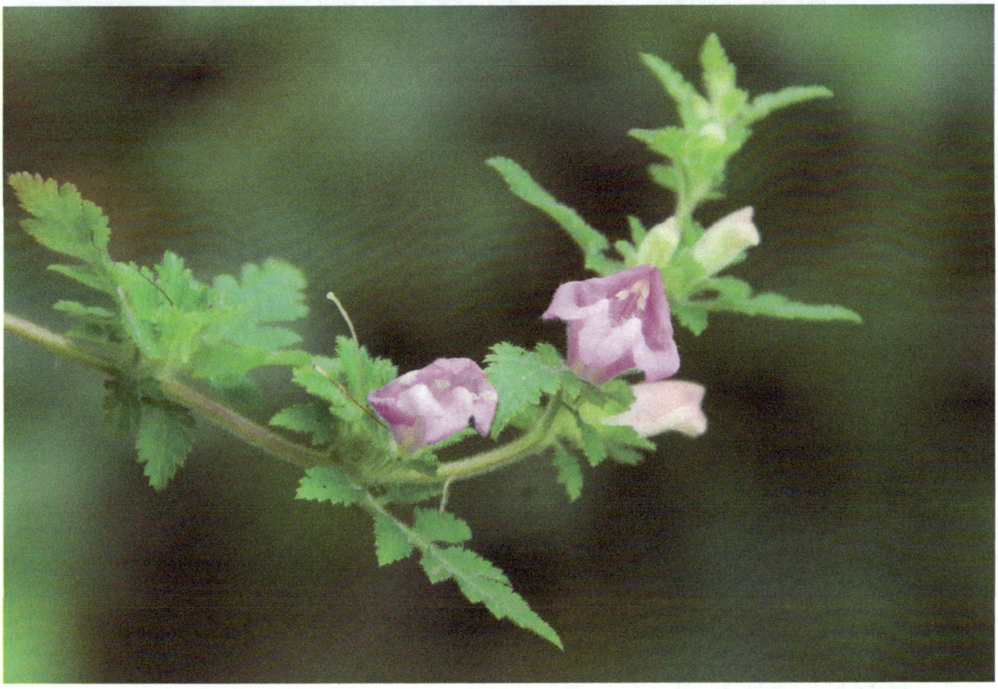

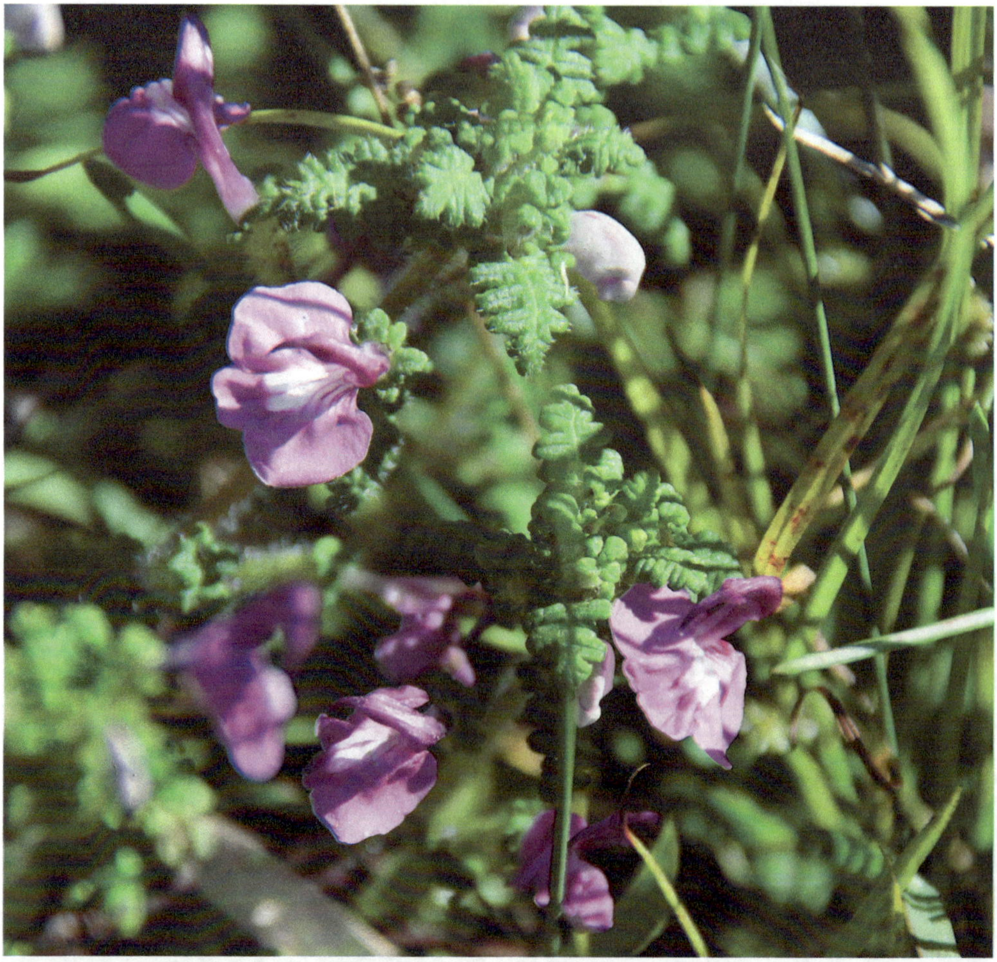

【生境及分布】生于草地及林缘。分布于我国大部分地区。

【药用部位及采收加工】全草或根。秋季采挖，去净茎叶和泥土，晒干备用。

【性味功效】味苦，性平。祛风湿，利尿通淋，攻毒杀虫。

【单方验方】①治大疯癞疾，眉须脱落，身体痒痛：马先蒿适量，炒捣末，每次 1 g，餐前温酒下，每日 3 次。②治风湿痹证：马先蒿根 15 g，水煎服。③治疥疮：马先蒿根适量，煎汤外洗患处。

【现代研究】临床上用于治疗风湿性关节炎所致疼痛、疥疮、尿道结石所致小便不畅等。

7　马缨花

【别名】马缨杜鹃。

【来源】杜鹃花科植物马缨杜鹃 *Rhododendron delavayi* Franch.。

【形态特征】常绿灌木或小乔木，高 3 ~ 12 m。枝条粗壮，直立；幼枝被白色茸毛，后变无毛。树皮棕色，呈不规则片状脱落。顶生冬芽卵圆形，芽鳞多数，多少被白色茸毛。叶互生；叶柄有腺点；叶片厚革质，长椭圆状披针形，先端钝或微尖，基部楔形，全缘或微波状；上面深绿色，下面淡棕色，被毛。花 10 ~ 20 朵簇生于枝端，花序轴密被红褐色茸毛；花萼小，5 裂；花冠钟形，红色，5 裂；雄蕊 10 枚，长短不一；子房圆锥形，密被茸毛。蒴果长圆柱形，成熟时具 5 纵裂。花期 5 月，果期 12 月。

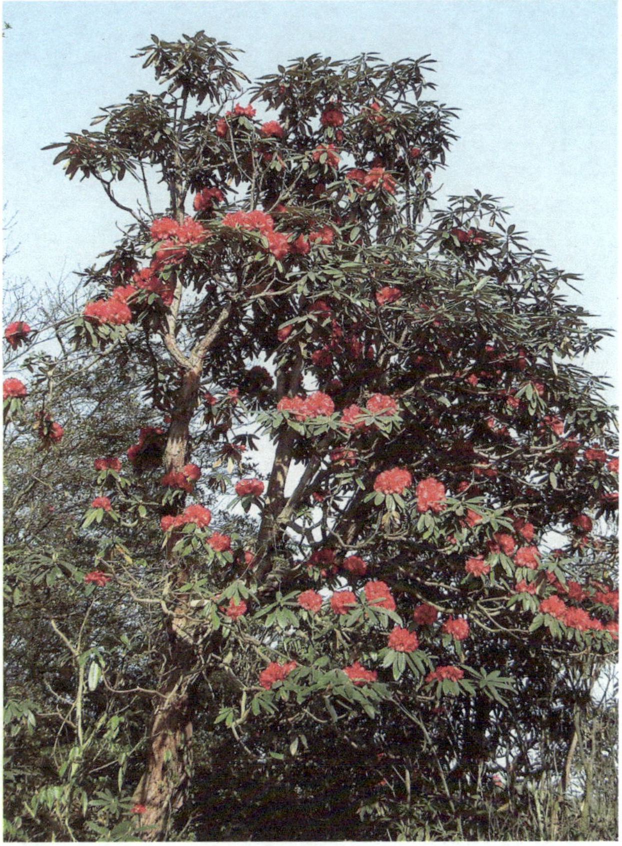

【生境及分布】生于海拔 1200 ~ 3200 m 的山坡、路旁灌丛中。分布

于广西、贵州、云南等地。

【药用部位及采收加工】花。春夏季花开前期或初开时分批采摘，阴干备用或鲜用。

【性味功效】味苦，性凉。清热解毒，凉血止血。有小毒。

【单方验方】①治骨折或伤口脓肿：鲜马缨花 60 g，水煎服。②治吐血、便血和月经不调：鲜马缨花 9 ~ 15 g，水煎服。

【现代研究】临床上用于治疗骨髓炎、流行性感冒、痢疾、消化道出血和月经不调等。

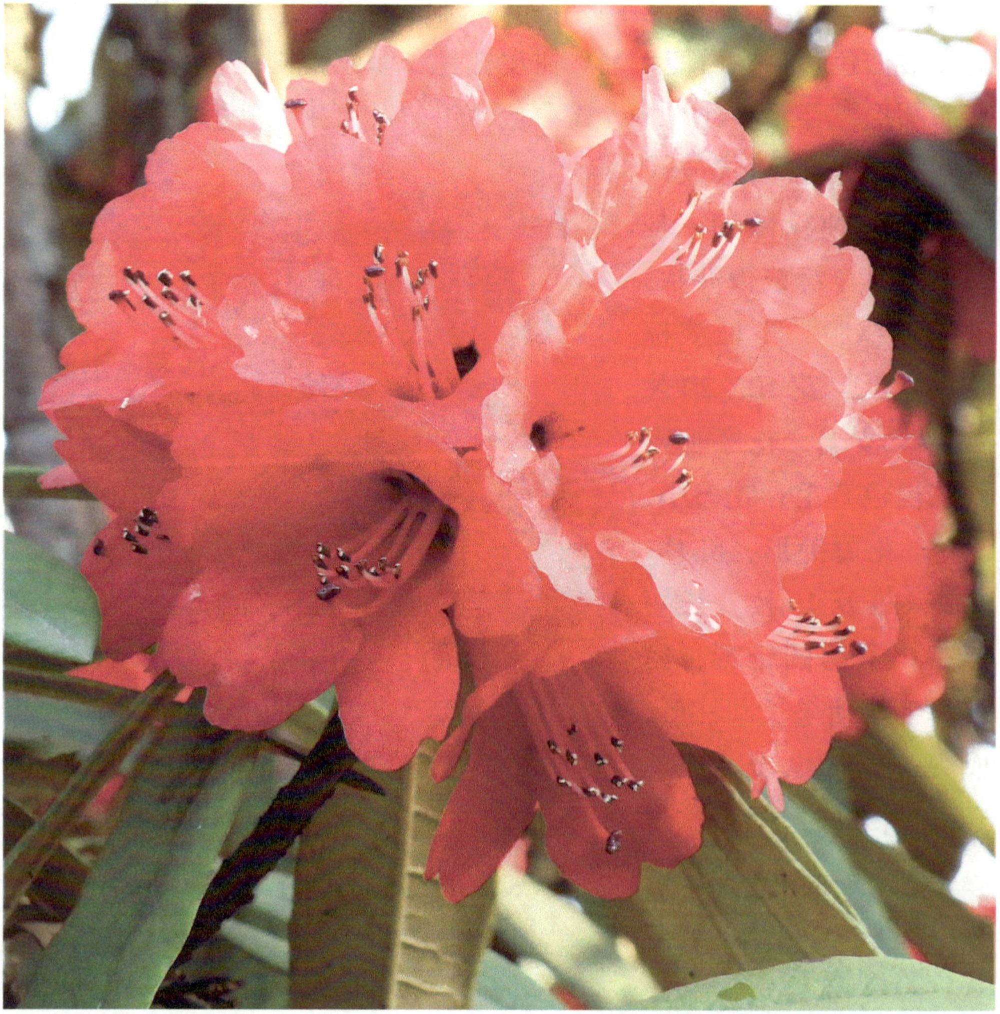

8　马醉木

【别名】泡泡花。

【来源】杜鹃花科植物马醉木 *Pieris japonica* (Thunb.) D. Don ex G. Don。

【形态特征】常绿灌木或小乔木，高 2～4 m。树皮棕褐色。小枝开展，无毛。冬芽倒卵形，呈覆瓦状排列。叶集生于枝顶；叶片革质，椭圆状披针形或倒披针形，先端短渐尖，基部狭楔形，全缘；上面深绿色，有光泽，下面淡绿色；主脉在两面隆起。总状或圆锥花序

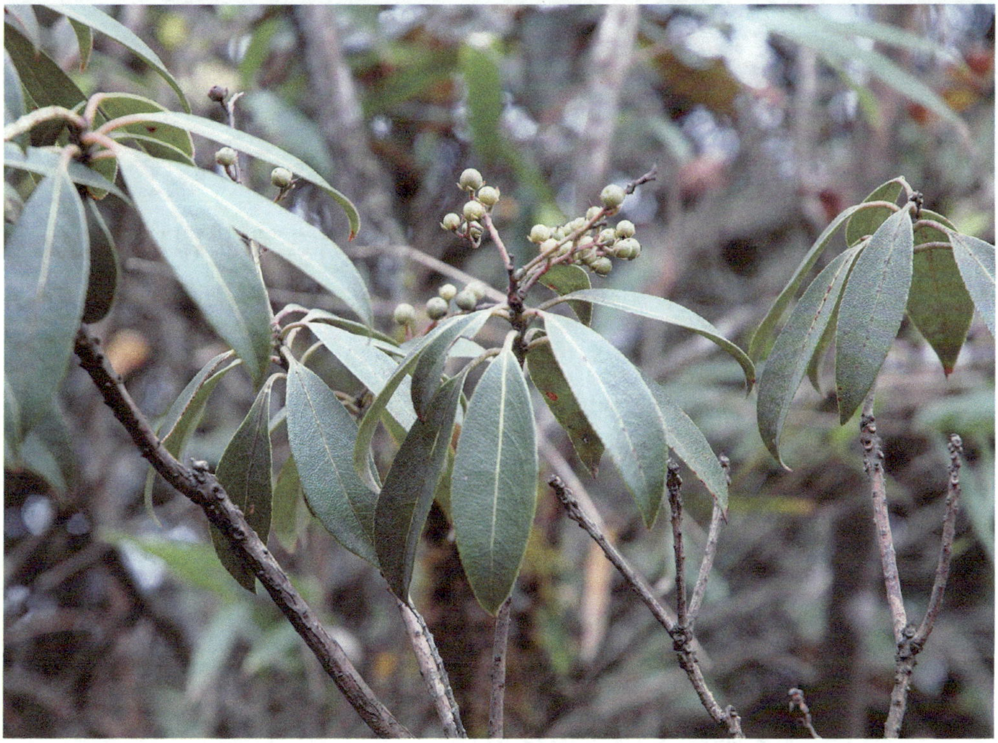

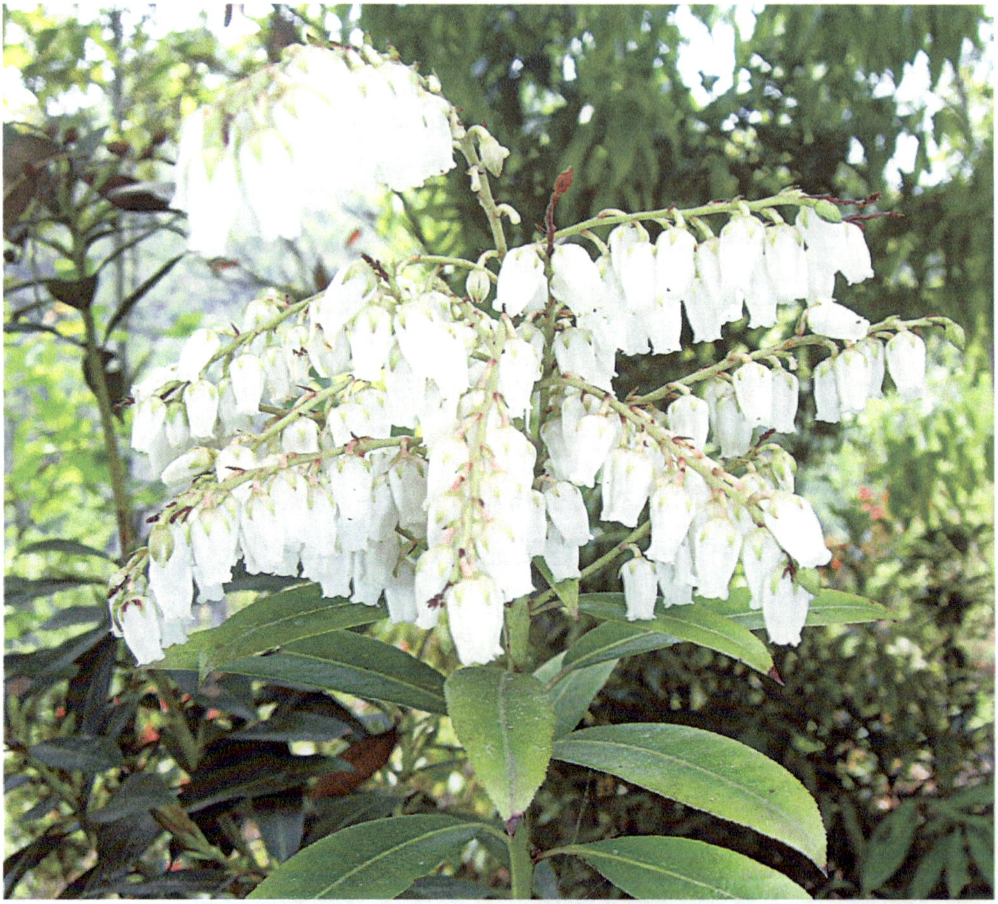

顶生或腋生，长 8 ~ 14 cm，花序轴有毛；萼片三角状卵形；花冠白色，坛状；雄蕊 10 枚，花丝有柔毛；柱头头状。蒴果扁球形。花期 4—5 月，果期 7—9 月。

【生境及分布】生于山坡疏林下、林缘或溪谷边。分布于安徽、浙江、江西、福建、台湾等地。

【药用部位及采收加工】全株。全年可采收，除去泥沙及杂质，洗净，晒干备用。

【性味功效】味苦，性凉。杀虫。有大毒。

【单方验方】治疥疮：马醉木叶适量，水煎浸洗或外敷患处。

【现代研究】临床上用于治疗疥疮。

9 蔓百部

【别名】百部根、嗽药。

【来源】百部科植物蔓生百部 *Stemona japonica* (Bl.) Miq.。

【形态特征】多年生草本，高 60 ~ 90 cm，全体平滑无毛。根肉质，通常纺锤形，数个至数十个丛生。茎上部蔓状，具纵纹。叶通常 4 片轮生，卵形或卵状披针形，先端锐尖或渐尖，基部圆形或近截形，边缘微波状或全缘；叶脉 5 ~ 9 条。花梗丝状，其基部贴生于中脉上，通常单生 1 朵花。花被片 4 片，淡绿色；雄蕊 4 枚，紫色；子房卵形，甚小。蒴果广卵形而扁，内有椭圆形种子数粒。花期 5—7 月。

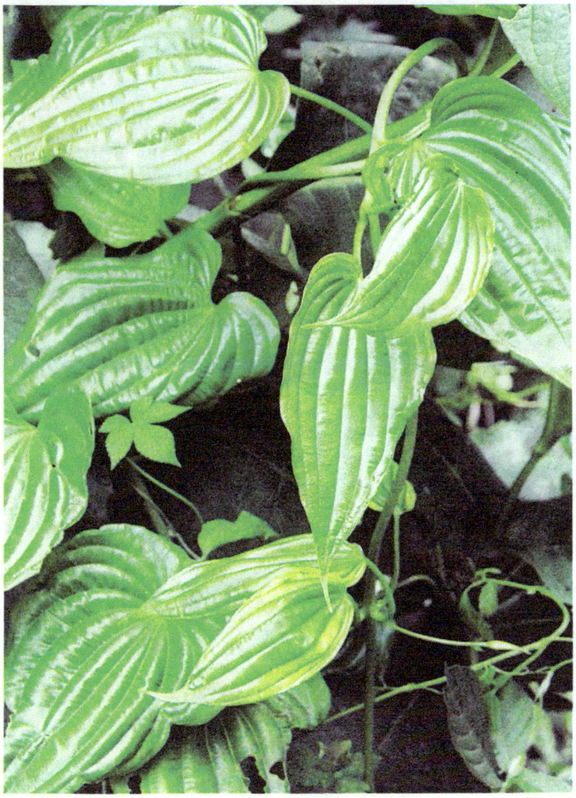

【生境及分布】生于向阳的灌木林下。分布于山东、安徽、广东、广西、福建、江西、湖南、湖北、四川、云南、贵州等地。

【药用部位及采收加工】块根。春季新芽出土前或秋季植株枯萎前挖取块根，洗净泥土，除去须根，置沸水中浸烫后取出，晒干备用。

【性味功效】味甘、苦，性微温。润肺止咳，杀虫。

【单方验方】①治头虱、体虱及疥癣：蔓百部适量，制成浓度为 50% 的水煎剂，外搽。②治酒糟鼻：蔓百部适量，浸于 95% 酒精中 5~7 日，制成浓度为 50% 酊剂，外搽患处。③治百日咳：蔓百部 250 g，制成糖浆 800 mL，每 4 h 服 1 次（夜间可停服），3 岁以下每次服 3 mL，3 岁以上每次服 5 mL。④治肺痨久咳：蔓百部 18 g，黄芩、丹参、桃仁各 9 g，水煎服。

【现代研究】临床上用于治疗慢性支气管炎、酒糟鼻、百日咳、肺结核、头虱、体虱、阴虱等。

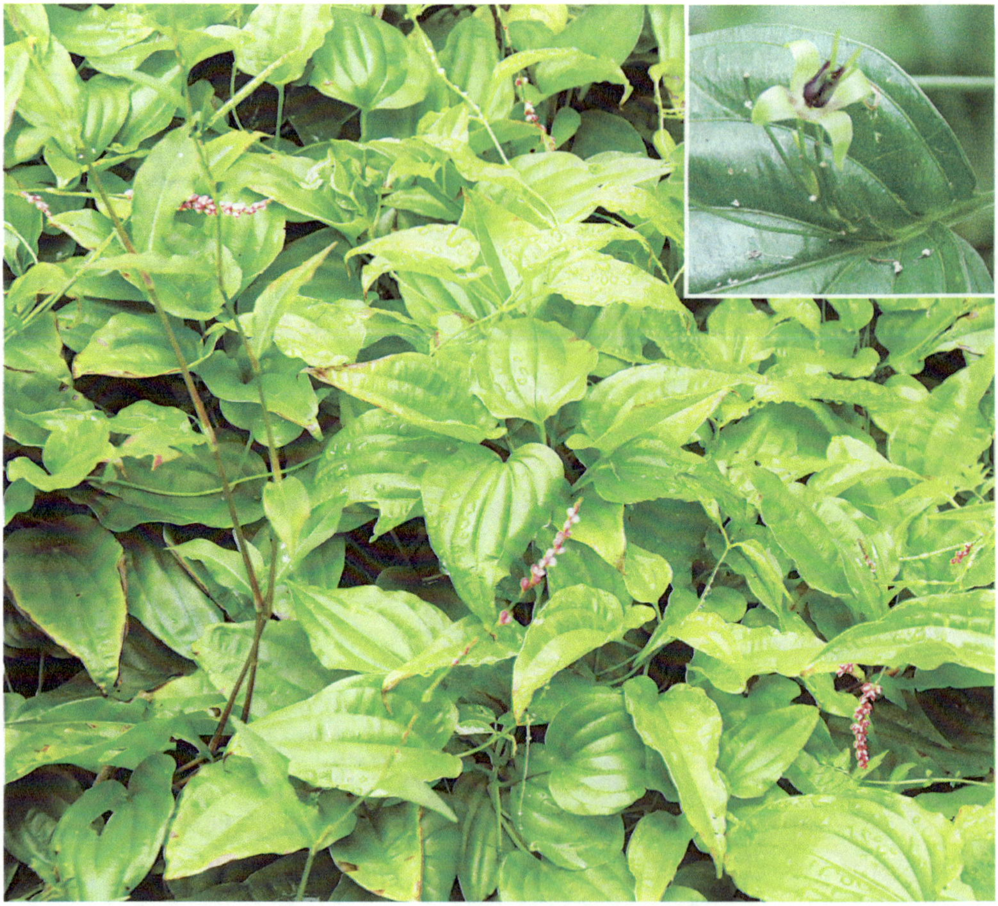

10 蔓胡颓子

【别名】胡颓子、牛奶子、羊奶奶。

【来源】胡颓子科植物蔓胡颓子 *Elaeagnus glabra* Thunb.。

【形态特征】常绿蔓生或攀缘灌木，高达 6 m。小枝密被锈色光亮鳞片。单叶互生，有短柄；叶革质或薄革质，卵形至椭圆状卵形，先端渐尖，基部圆形，全缘；上面绿色，光亮，下面灰绿色，被锈色鳞片。伞形总状花序；花密被银白色鳞片、散生少数褐色鳞片；萼筒

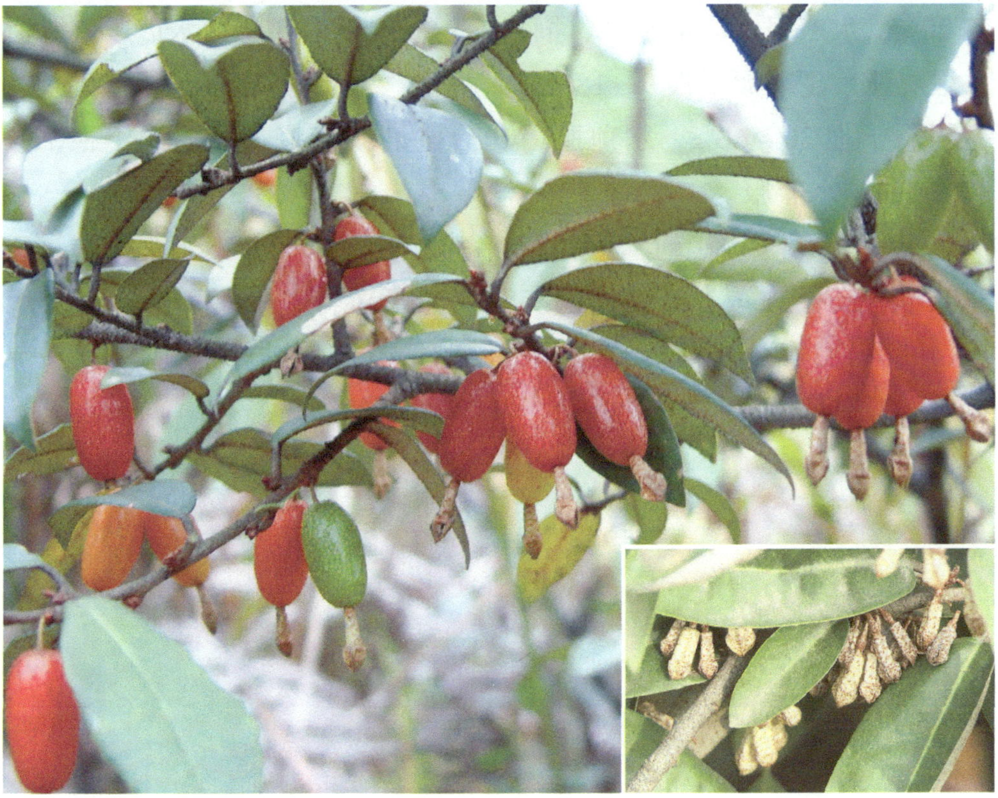

漏斗形；雄蕊 4 枚；花柱细长，无毛。果实椭圆形；成熟时红色，被锈色鳞片。花期 9—11 月，果期翌年 4—5 月。

【生境及分布】生于向阳林中或林缘。分布于我国长江流域以南各地区。

【药用部位及采收加工】茎叶（蔓胡颓子叶）、根（蔓胡颓子根）。茎叶全年可采收，洗净，晒干备用。根全年可采收，去泥土，洗净，晒干备用或鲜用。

【性味功效】茎叶：味酸，性平。收敛止泻，安神，止咳平喘。

根：味辛、涩，性凉。清热利湿，通淋，止血，散瘀止痛。

【单方验方】①治咳嗽痰多：蔓胡颓子叶 9 ~ 15 g，水煎服。②治外感咳嗽：蔓胡颓子叶、枇杷叶各 30 g，水煎服。③治失眠：蔓胡颓子叶、松针各 20 g，水煎服。④治泄泻、痢疾：蔓胡颓子叶、铁苋菜各 20 g，水煎服。⑤治水泻、痢疾：蔓胡颓子根 30 g，水煎服。⑥治风湿痹证：蔓胡颓子根 9 ~ 18 g，水煎服。⑦治石淋涩痛、跌打损伤：蔓胡颓子根 30 ~ 60 g，水煎服。⑧治血痢或痔疮：蔓胡颓子根 15 ~ 30 g，甜酒水煎服。

【现代研究】临床上茎叶用于治疗慢性气管炎、支气管哮喘、感冒咳嗽、肠炎腹泻、细菌性痢疾和崩漏下血等；根用于治疗肠炎腹泻、细菌性痢疾、痔疮出血、尿道结石、黄疸性肝炎、风湿性关节炎、跌打损伤等。

11 蔓荆子

【别名】蔓荆实。

【来源】马鞭草科植物单叶蔓荆 *Vitex trifolia* L. var. *simplicifolia* Cham.。

【形态特征】落叶小灌木，植株高约 2 m。全株被灰白色柔毛。主茎匍匐于地面，节上常生不定根；幼枝四棱形。单叶对生，具短柄；叶片倒卵形至椭圆形，先端钝圆，基部楔形，全缘；上面绿色，下面粉白色。圆锥花序顶生；花萼钟状，先端 5 齿裂；花冠淡紫色，先端 5 裂，裂片宽卵形；雄蕊 4 枚；子房球形，柱头 2 裂。核果球形，直径 5 ~ 7 mm，具宿萼。花期 7—8 月，果期 8—10 月。

【生境及分布】生于沙滩、海边、湖畔。分布于辽宁、河北、山东、江苏、安徽、浙江、江西、福建、台湾、广东等地。

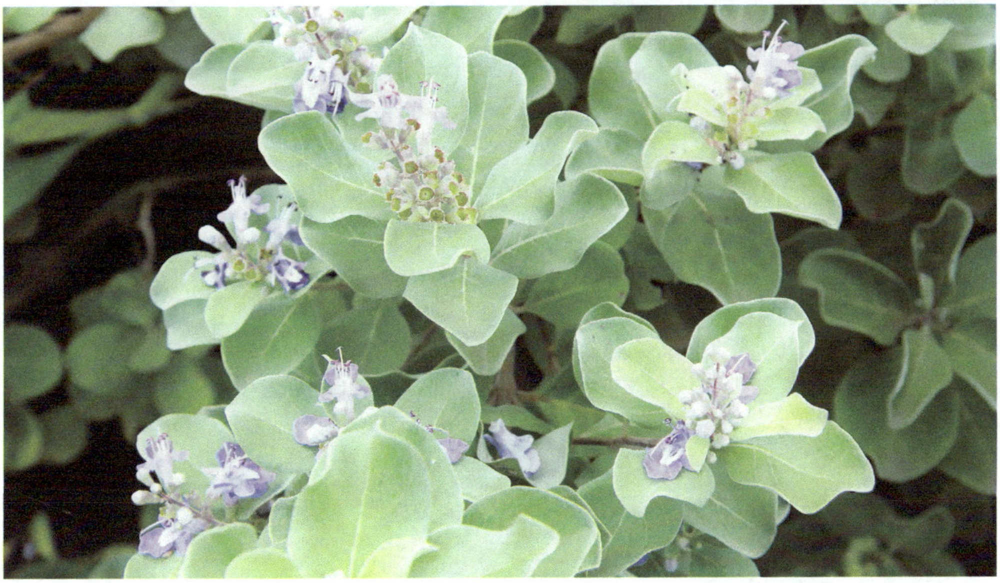

【药用部位及采收加工】成熟果实。7—10月上旬果实逐渐成熟时，分批次采摘，室内堆放3～4天后，摊开晒干或烘干，筛去果皮、果梗，扬去杂质，备用。

【性味功效】味辛、苦，性微寒。疏散风热，清利头目。

【单方验方】①治风热感冒：蔓荆子、菊花、薄荷各12 g，水煎服。②治头痛头风：蔓荆子、白蒺藜、川芎、钩藤各6 g，水煎服。③治目赤肿痛、目昏多泪：蔓荆子、菊花、蝉蜕各6 g，龙胆草3 g，枸杞水煎服。

【现代研究】临床上用于治疗感冒头痛，神经性头痛，血管痉挛性头痛，高血压病所致头晕、头痛，过敏性鼻炎，中耳炎，等等。

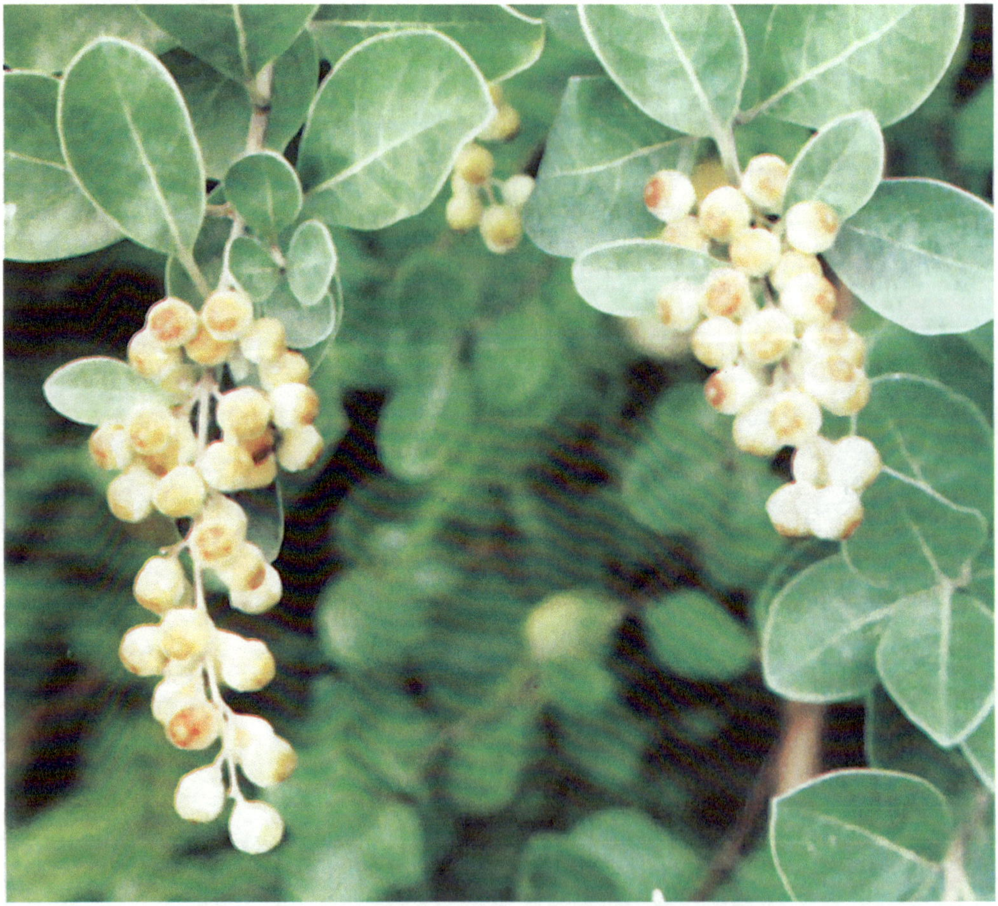

12　蔓龙胆

【别名】青鱼胆草。

【来源】龙胆科植物峨眉双蝴蝶 *Tripterospermum cordatum* (Marq.) H. Smith。

【形态特征】多年生缠绕草本。根细，黄褐色。茎螺旋状扭曲，黄绿色，下部粗壮。叶对生；叶片心形、卵形或卵状披针形，先端渐尖或急尖，基部心形或圆形，边缘膜质；下面淡绿色或带紫色；叶脉3~5条。花单生或成对腋生；花梗短；花冠紫色，长钟状，5裂；雄蕊5枚；子房椭圆形。浆果长球形，成熟时红紫色，有长柄。花果期8—12月。

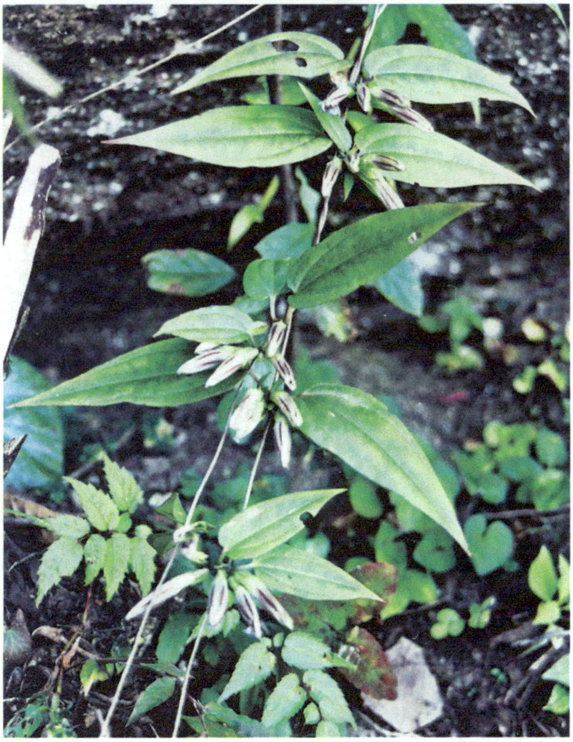

【生境及分布】生于海拔700~3200 m的山坡林下、灌丛中或低山河谷。分布于云南、四川、贵州、陕西、湖南、湖北等地。

【药用部位及采收加工】全草。秋季采收，洗净，晒干备用或鲜用。

【性味功效】味辛、苦，性凉。疏风清热，健脾利湿，杀虫。

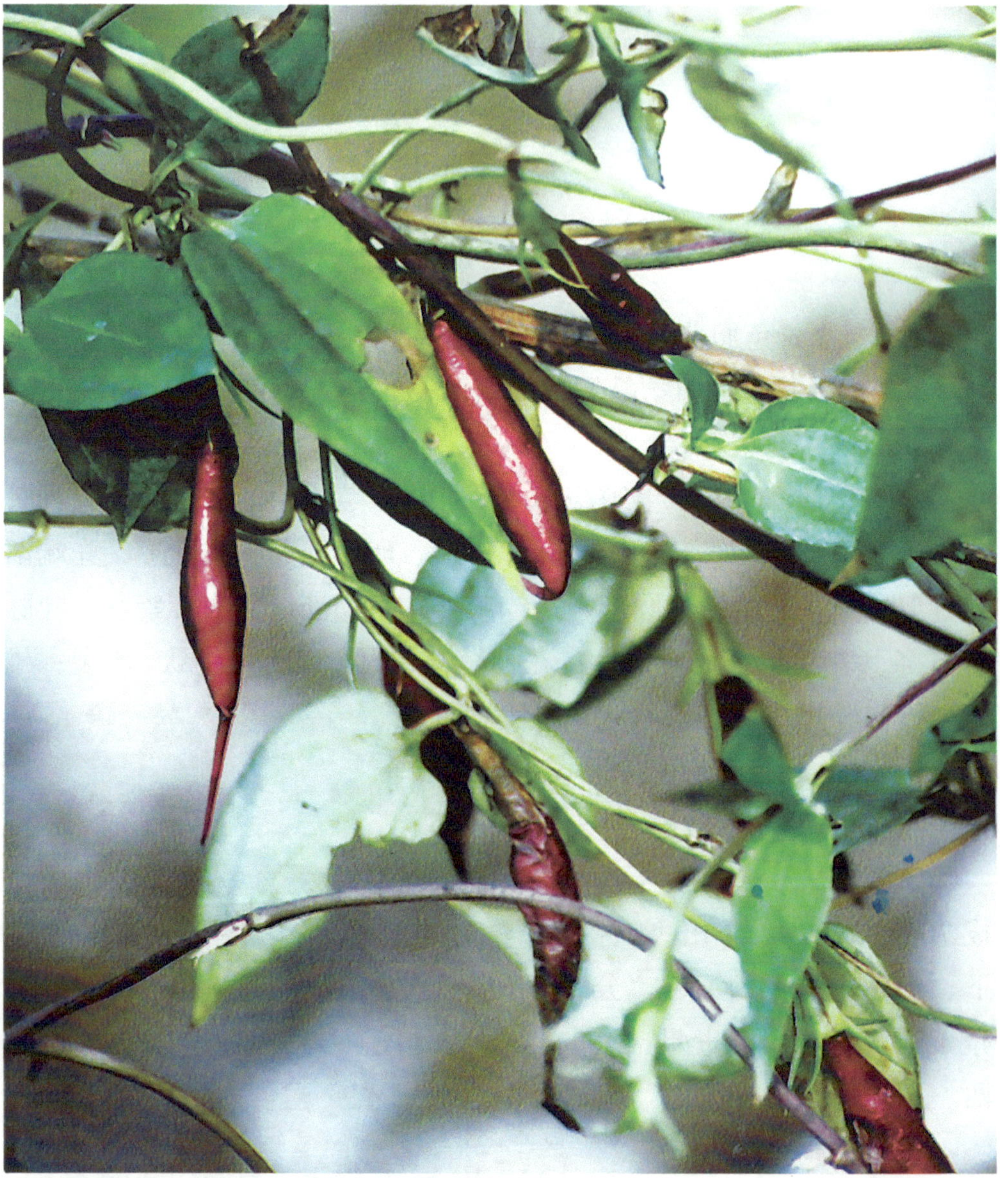

【单方验方】①治黄疸：鲜蔓龙胆 90 g，水煎服。②治风热咳嗽：鲜蔓龙胆、马兰各 30 g，水煎服。③治风湿痹痛：蔓龙胆 150 g，浸酒 500 mL，每日饮 30 ~ 50 mL。

【现代研究】临床上用于治疗感冒咳嗽、黄疸性肝炎、蛔虫病、风湿性关节炎等。

13 芒　萁

【别名】铁郎鸡、狼萁草。

【来源】里白科植物铁芒萁 *Dicranopteris linearis* (Burm.) Underw.。

【形态特征】多年生草本，直立或蔓生，高 60 ~ 150 cm。根茎细长而横走，棕褐色，被棕色鳞片。叶远生；叶柄棕褐色；叶轴五至八回二叉分枝；羽片披针形或宽披针形，先端渐尖，羽状深裂；裂片 35 ~ 50 对，线形；叶下面灰白色。孢子囊群着生于细脉中段，圆形。

【生境及分布】生于向阳山坡、疏林下的酸性土壤上。分布于我国长江流域以南各地区。

【药用部位及采收加工】全草。全年可采，洗净，去须根及叶柄，将根茎与叶分开，晒干备用或鲜用。

【性味功效】味甘，性平。止咳，接骨，清热利尿，解毒消肿。

【单方验方】①治久病咳嗽：芒萁 10 g，一朵云 15 g，水煎服。②治跌打损伤：芒萁、四块瓦、万年青、大血藤各 15 g，泡酒服。③治骨折：芒萁、果上叶各等份，捣烂包患处。④治带下：芒萁、蛇倒退各 20 g，水煎服。

【现代研究】临床上用于治疗慢性支气管炎所致咳嗽痰多、带下、跌打损伤、骨折等。

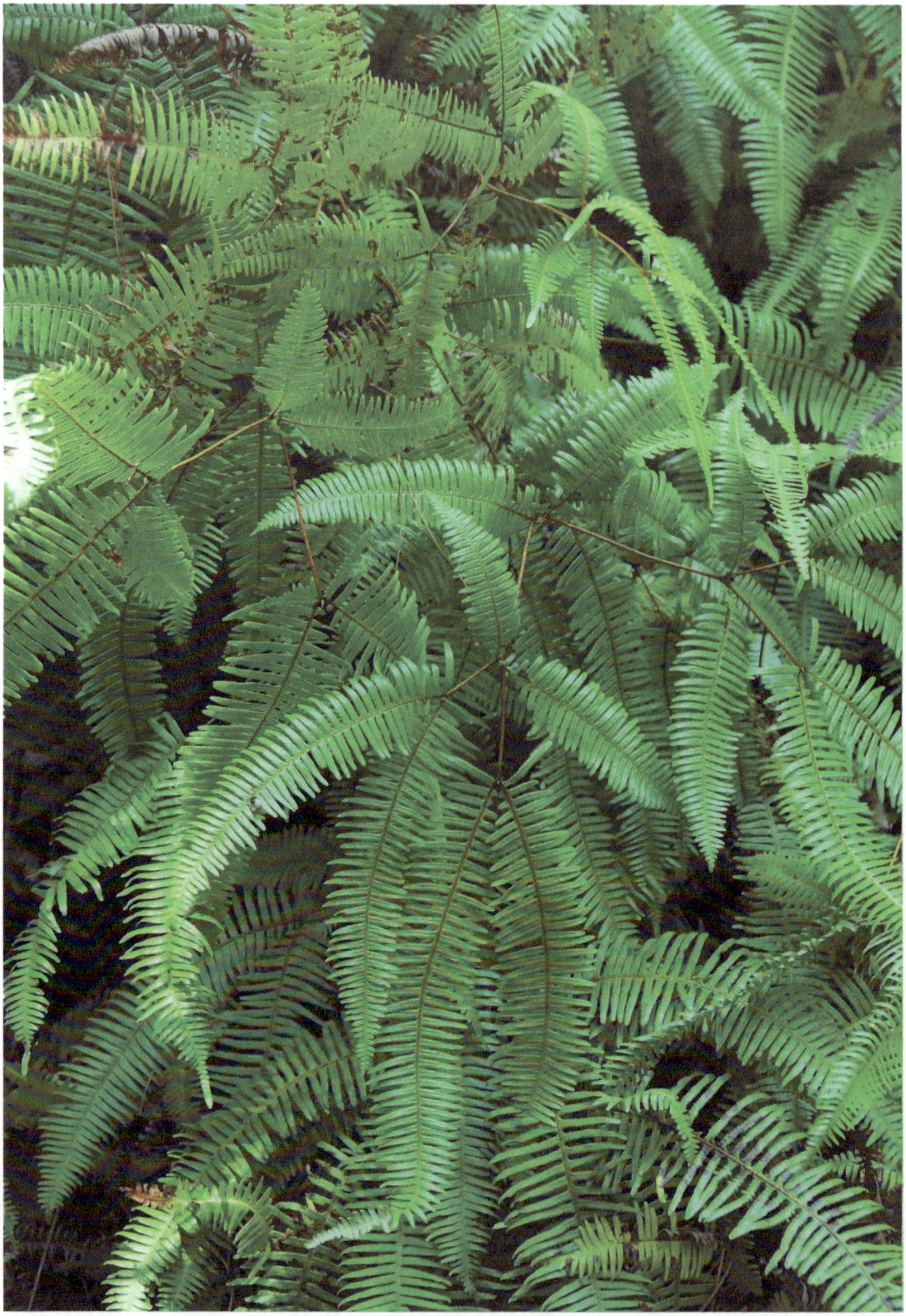

14 莽　草

【别名】野八角、红茴香。

【来源】木兰科植物红毒茴 *Illicium lanceolatum* A. C. Sm.。

【形态特征】常绿灌木或小乔木，高 3～8 m。树皮灰褐色。单叶互生或聚生于小枝上部；叶革质，披针形、倒披针形或椭圆形，先端尾尖或渐尖，基部窄楔形，全缘，边缘稍反卷；无毛；上面绿色，有光泽，下面淡绿色。花腋生或近顶生；花被片 10～15 片，数轮，

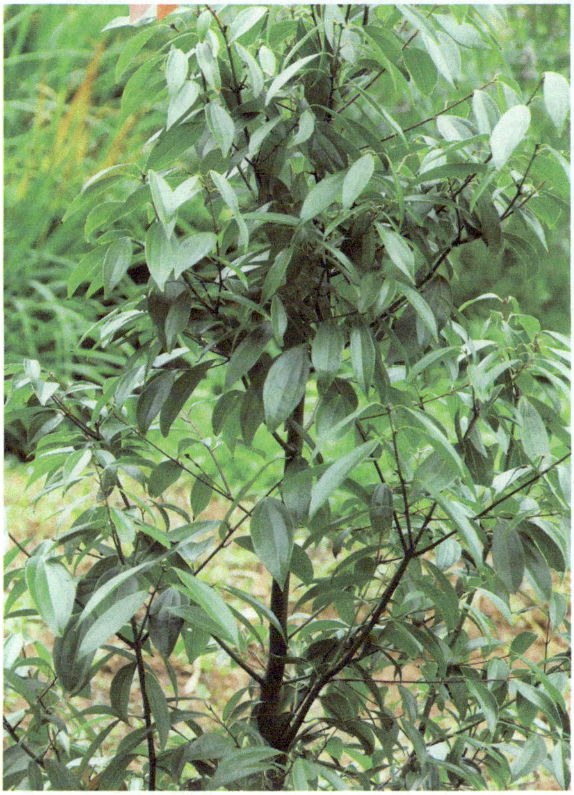

外轮的较小，有缘毛，内面深红色；雄蕊 6～11 枚。蓇葖果木质，顶端有长而弯曲的尖头。种子淡褐色，有光泽。花期 5—6 月，果期 9—10 月。

【生境及分布】生于沿河、阴湿沟谷的混交林或疏林中。分布于我国长江流域以南各地区。

【药用部位及采收加工】叶。春、夏两季采收，晒干备用或鲜用。

【性味功效】味辛，性温。祛风止痛，消肿散结。

有大毒。

【单方验方】①治产后乳痈：赤小豆、莽草各等份，共研为末，酒调敷患处。②治毒肿：莽草、白蔹、赤小豆各等份，共研为末，鸡蛋清调敷患处。③治风齿、颊肿：莽草适量，水煎含漱。

【现代研究】临床上用于治疗疮痈肿痛、皮肤麻痹、乳腺炎、疥癣、疥疮、牙痛等。枝叶、根、果实均有毒，尤以果壳毒性为最大。

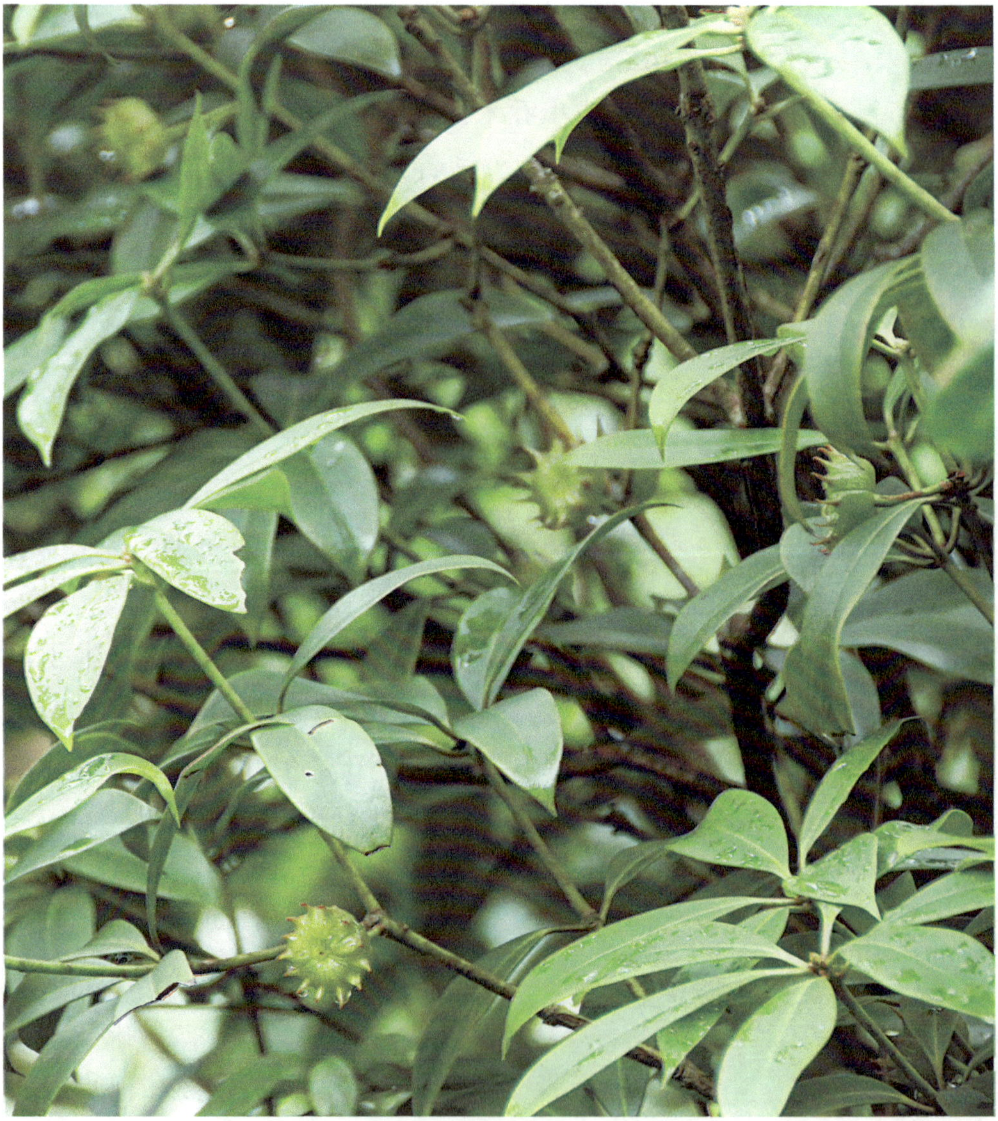

15 毛　茛

【别名】小毛茛。

【来源】毛茛科植物毛茛 *Ranunculus japonicus* Thunb.。

【形态特征】多年生草本，高 50 ~ 90 cm，全株被白色细长毛。根须状，白色，肉质。茎直立，上部分枝。基生叶具长柄；叶片近五角形，3 深裂不达基部，两侧裂片 2 裂。茎中部叶互生，叶片与基生叶同型。茎上部叶无柄，深裂，裂片线状披针形，两面均有紧贴的灰白色细毛。花黄色；花瓣 5 片；雄蕊多数；心皮多数。聚合瘦果近球形或卵圆形。

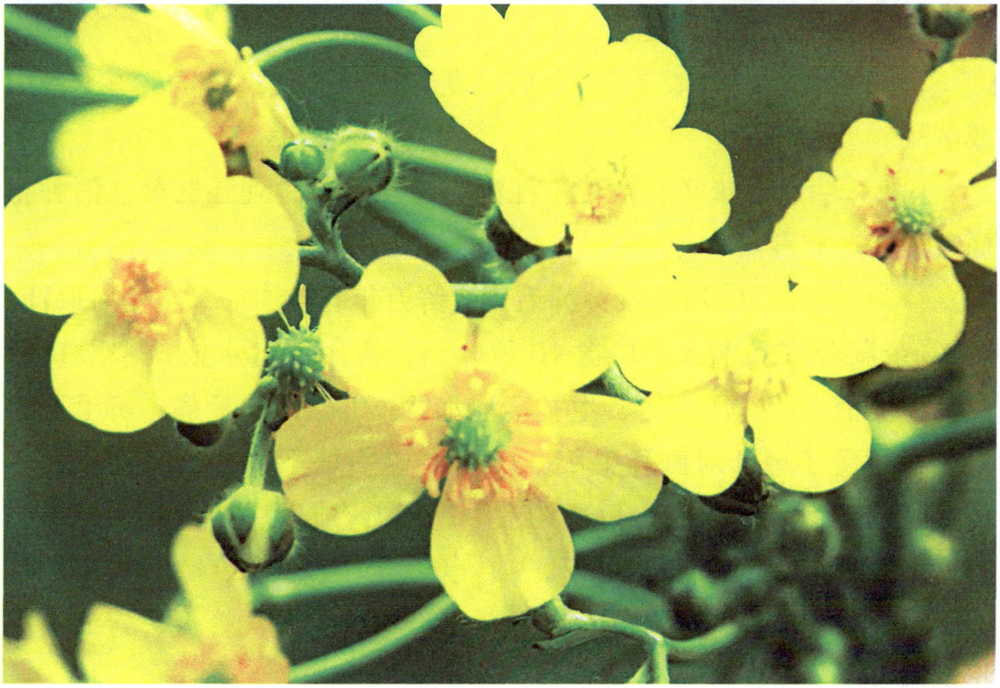

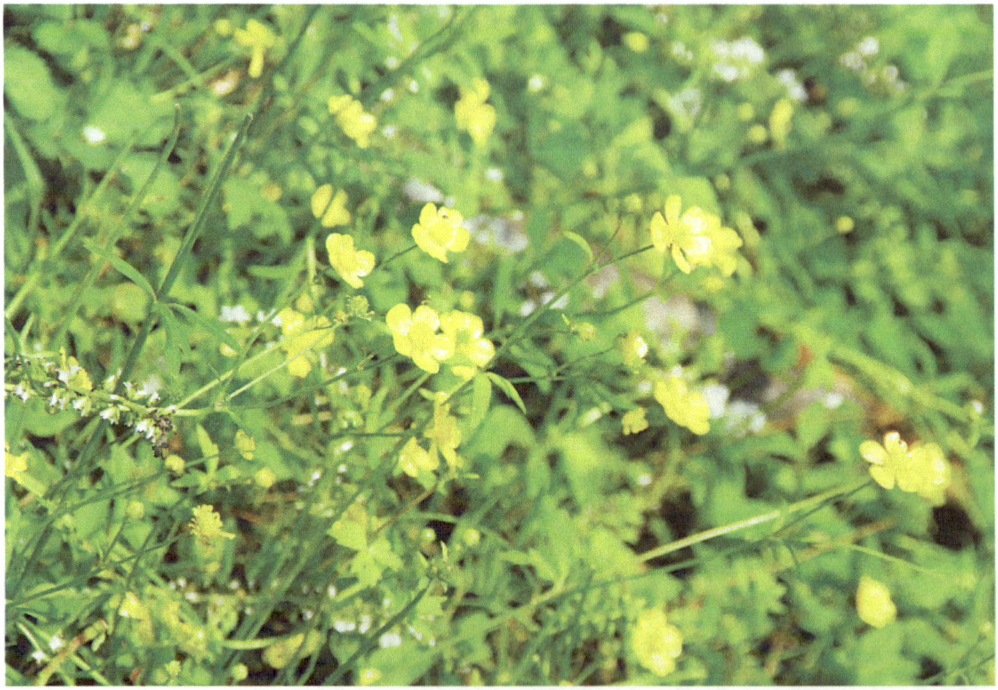

【生境及分布】生于海拔 200～1500 m 的河沟和林缘的湿草地上。分布于除西藏以外的各地。

【药用部位及采收加工】全草。夏末秋初采收，洗净，阴干备用或鲜用。

【性味功效】味辛、微苦，性温。清热解毒，利湿退黄，消肿止痛，退翳。有毒。

【单方验方】①治乳蛾：鲜毛茛、鲜万年青各 50 g，洗净后取汁。滴 10 余滴药液入咽部，口含 10 秒吐出，再用苏打水或盐水漱口数次。疼痛消失后，用麦冬、生甘草泡水饮。②治风火牙痛：鲜毛茛适量，捣烂置于患牙对侧耳尖部，10 分钟左右取下。③治瘰疬：鲜毛茛捣烂为糊，外敷患处，每次约敷 15 分钟，或以患者自觉有灼痛感为度。

【现代研究】临床上用于治疗淋巴结结核、支气管炎、胃痛、翼状胬肉等。

16　毛蕊草

【别名】毛蕊花、大毛叶。

【来源】玄参科植物毛蕊花 *Verbascum thapsus* L.。

【形态特征】多年生草本，高 1m 左右，全体密被黄色绵毛。茎直立。单叶互生；茎生叶大而密集，往上渐小；叶片长圆形，先端渐尖，基部楔形下延，全缘，无柄。穗状花序圆柱形；花黄色。蒴果卵形，约与宿存花萼等长。种子多数。花期 6—8 月。

【生境及分布】生于山坡空旷地或荒地上。有栽培。分布于新疆、江苏、浙江、西藏、云南、四川、贵州等地。

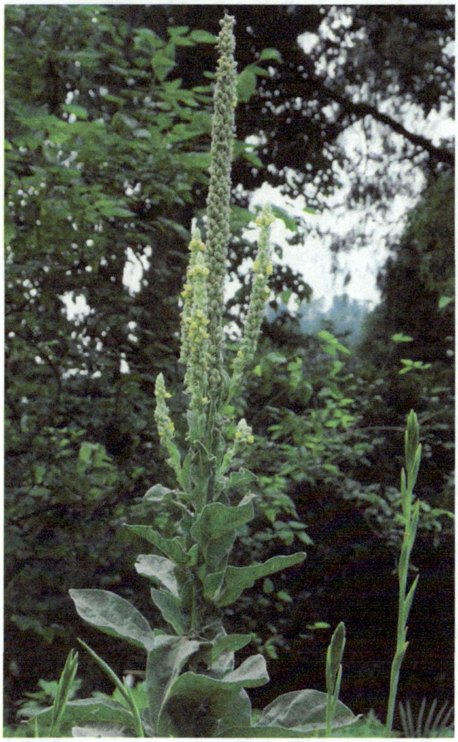

【药用部位及采收加工】全草。夏秋季采收，鲜用或阴干备用。

【性味功效】味辛、苦，性寒。清热解毒，止血散瘀。

【单方验方】①治跌打腰痛、瘀血肿痛：毛蕊草适量，研末，酒调成糊状，外敷患处。②治热毒疮肿：毛蕊草 9 g，水煎服，以红糖、白酒为引。

【现代研究】临床上用于治疗慢性阑尾炎，皮肤疮痈、溃疡、肿痛，跌打损伤，等等。

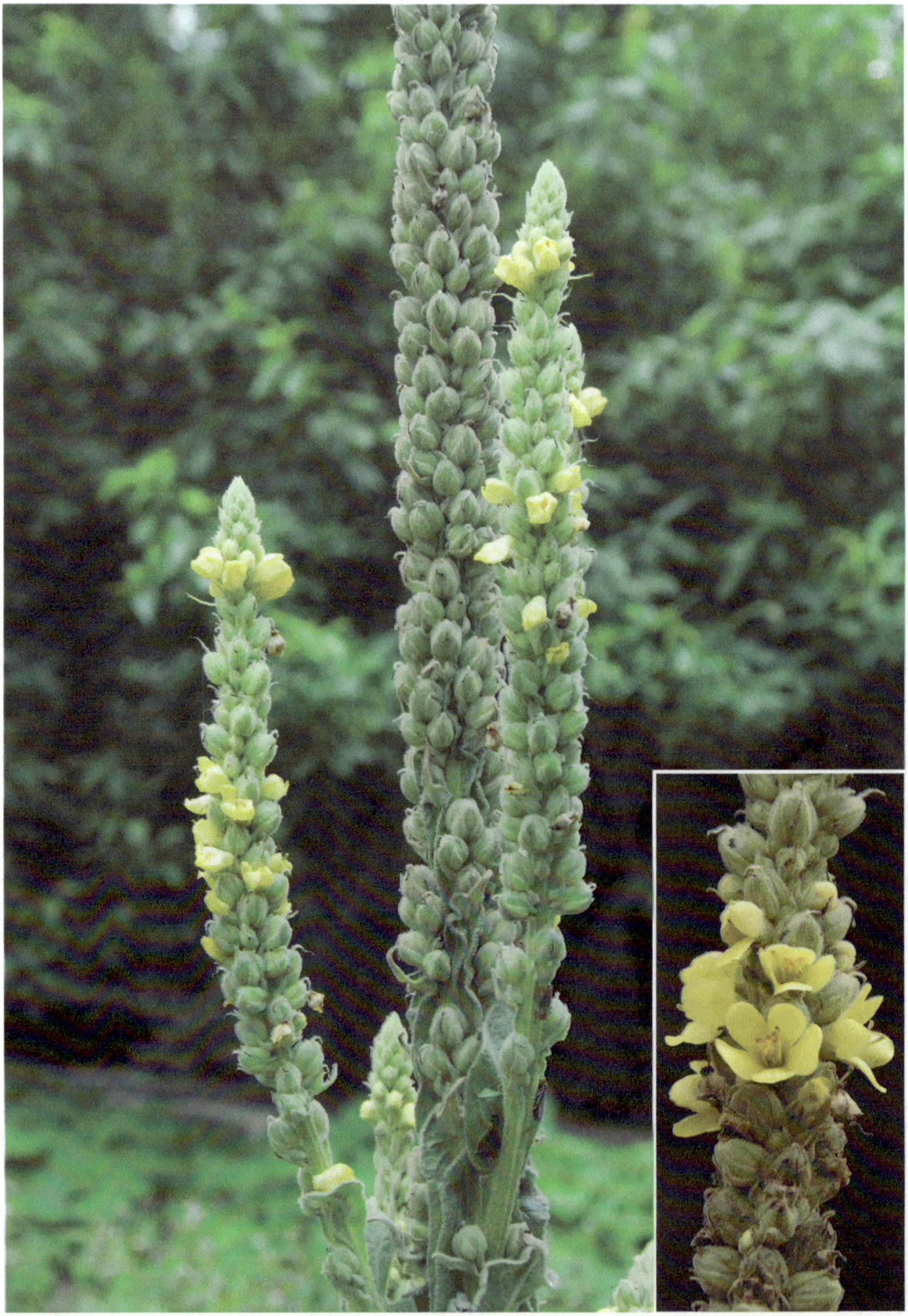

17 梅

【别名】梅实、熏梅、乌梅。

【来源】蔷薇科植物梅 *Armeniaca mume* Sieb.。

【形态特征】落叶乔木，高可达 10 m。树皮淡灰色或淡绿色。单叶互生；叶片卵形至长圆状卵形，边缘具细锐锯齿。花单生或簇生，白色或粉红色，气味芳香，先于叶开放；苞片鳞片状，褐色；花萼 5 裂，萼筒钟状；雄蕊多数；雌蕊 1 枚，子房密被毛。核果球形，一侧有浅槽，成熟时黄色；果核硬。花期 1—2 月，果期 5—6 月。

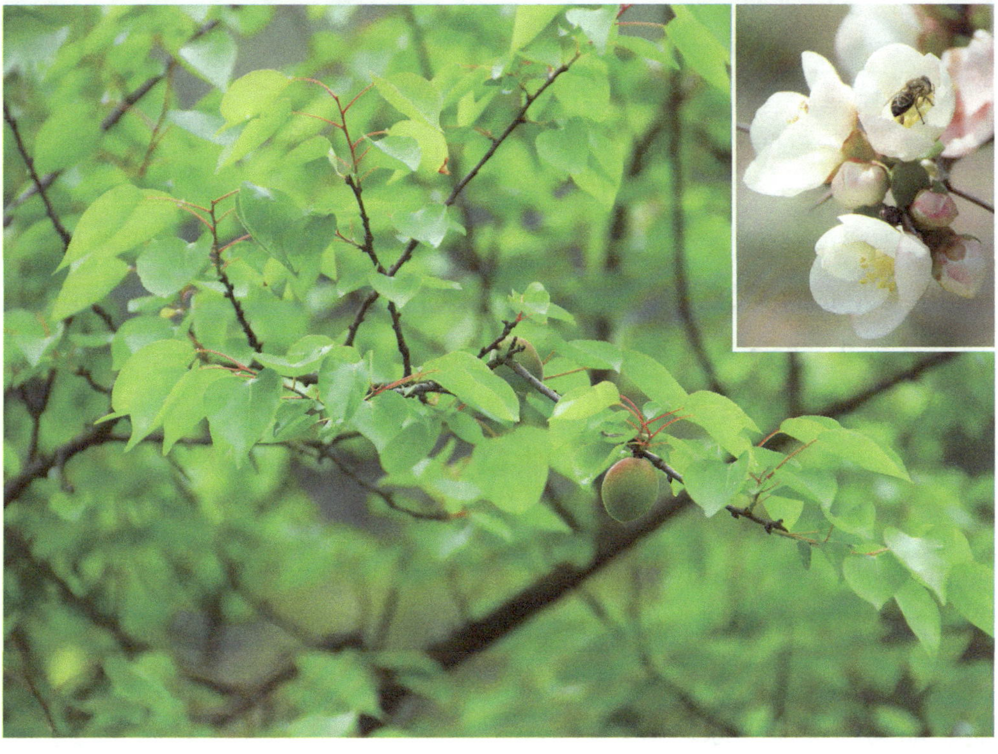

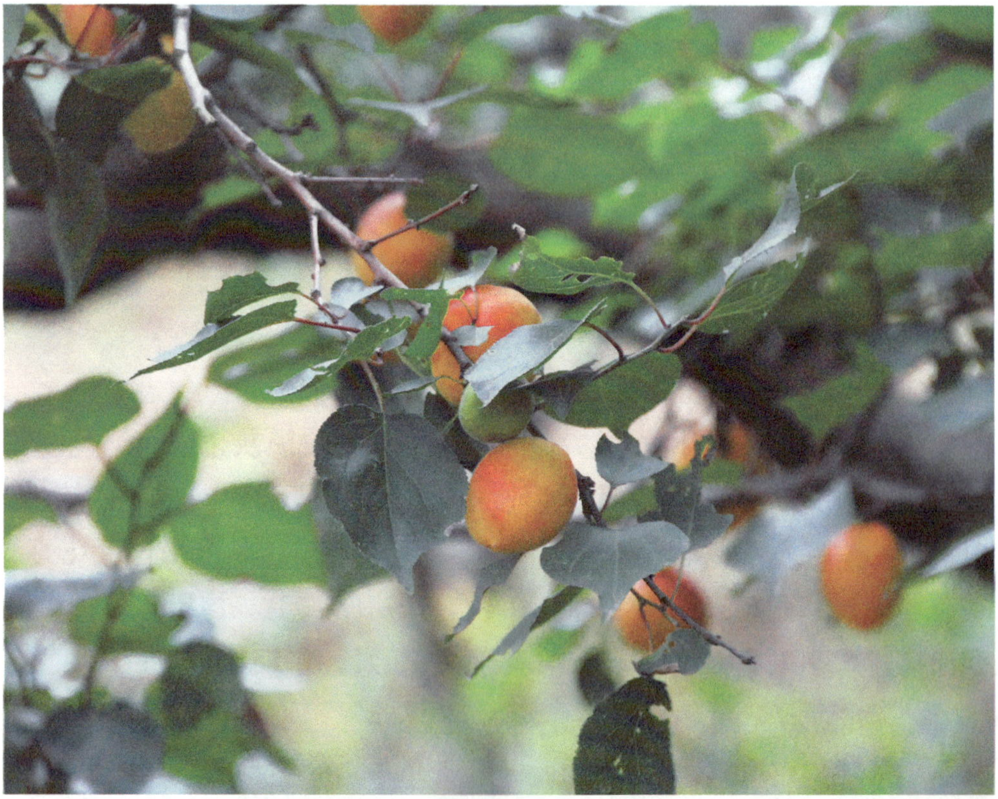

【生境及分布】我国各地均有栽培，但以长江流域以南各地区为多。

【药用部位及采收加工】近成熟果实。5—6 月采收近成熟果实。用 40 ℃左右的无烟火烘焙，至六成干时，轻轻翻动，使其干燥均匀。一般烘焙 2 ~ 3 天，至果肉呈起皱皮为度，烘焙后再闷 2 ~ 3 天，待其变成黑色即成乌梅，或鲜用。

【性味功效】味酸，性温。收敛生津，安蛔驱虫。

【单方验方】①治久咳不止：乌梅 10 g，兔耳风 20 g，大毛香 20 g，水煎服。②治津伤口渴：鲜梅 10 g，鲜甘蔗 50 g，捣烂取汁服。③治蛔虫腹痛：乌梅、川楝子、阳荷根各 10 g，水煎服。

【现代研究】临床上用于治疗急性肠炎、细菌性痢疾、蛔虫腹痛、崩漏、便血、尿血等。

18　猕猴桃

【别名】藤梨、山洋桃、猕猴梨。

【来源】猕猴桃科植物中华猕猴桃 *Actinidia chinensis* Planch.。

【形态特征】多年生藤本。幼枝、叶柄密被褐色毛或刺毛；老枝红褐色，光滑无毛。叶互生；营养枝叶片阔卵圆形至椭圆形，先端极短，渐尖或骤尖；花枝上的叶片近圆形，先端钝圆、微凹或平截，基部圆形或心形。聚伞花序具花 1 ~ 3 朵；花初开乳白色，后为橙黄色；萼片 5 片；花瓣 5 瓣；雄蕊多数；子房上位。浆果卵状或近球形。种子细小，黑色。花期 6—7 月，果期 8—9 月。

【生境及分布】生于海拔 200 ~ 600 m 的林中，一般多见于灌草丛、灌木林或次生疏林中。有栽培。分布于陕西（南端）、湖北、湖南、河南、安徽、江苏、浙江、江西、福建、广东（北部）、广西等地。

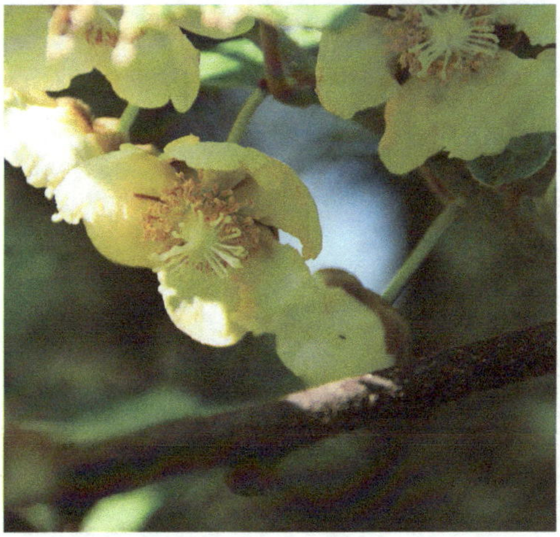

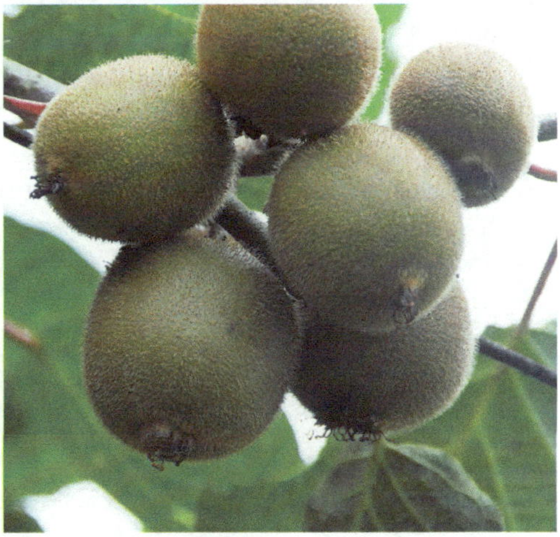

【药用部位及采收加工】果实（猕猴桃果）、叶（猕猴桃叶）、根（猕猴桃根）。果实9月中旬至10月上旬采摘成熟果实，晒干备用或鲜用。叶夏季采收，鲜用或晒干。根全年可采，洗净，切段，晒干备用或鲜用。

【性味功效】味甘、酸，性寒。清热解毒，消肿生肌。

【单方验方】①治跌打骨折：猕猴桃根、水冬瓜、接骨木各适量，捣烂外包。②治湿热小便淋漓：鲜猕猴桃果实适量，捣烂取汁服。③治乳痈疼痛：猕猴桃叶、栽秧泡叶各适量，捣烂外敷。④治脾胃虚弱食少：猕猴桃干果适量，水煎服。

【现代研究】临床上用于治疗跌打损伤、急性尿路感染、急性乳腺炎、胃癌、食管癌、风湿筋骨痛等。

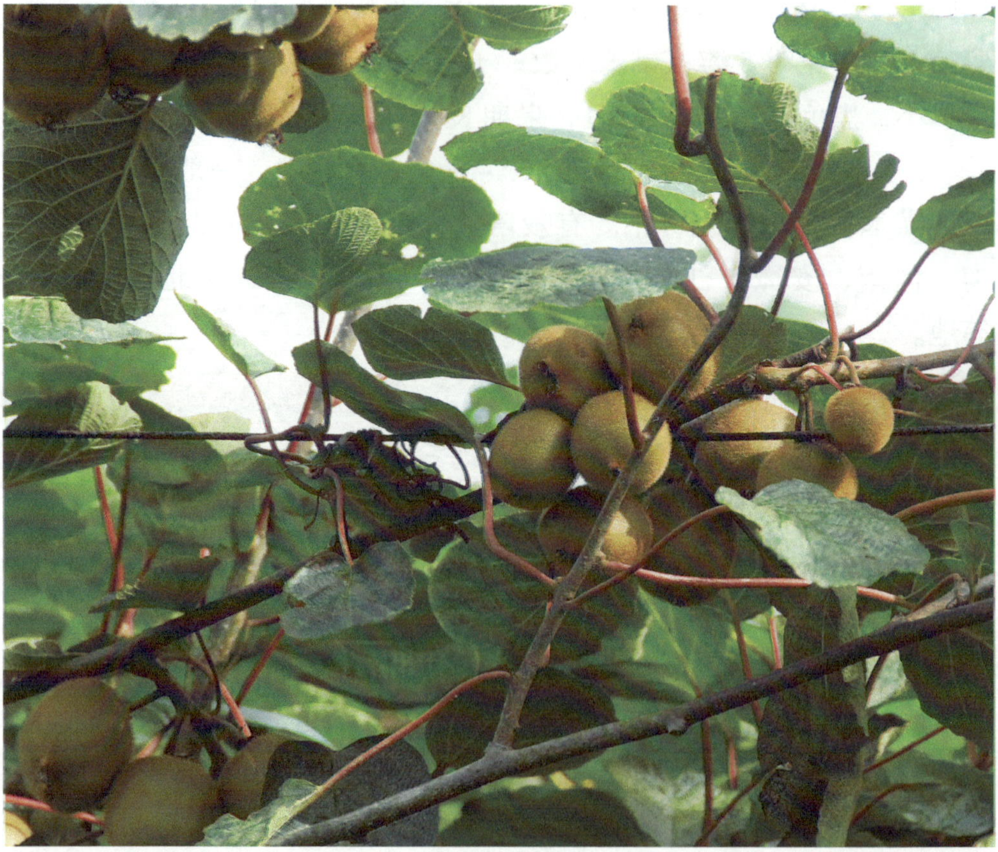

19 面根藤

【别名】打碗花。

【来源】旋花科植物打碗花 *Calystegia hederacea* Wall.。

【形态特征】一年生缠绕草本，高 8 ~ 40 cm。具细长白色的根。茎自基部分枝，有细棱。单叶互生，具长柄。基部的叶片长圆形，基部戟形。上部的叶片 3 裂，中裂片近三角形，侧裂片 2 裂；叶基戟形或心形；全缘。花单生于叶腋，具长梗；苞片宽卵形；萼片 5 片，长圆形；花冠钟状，淡紫色或淡红色；雄蕊 5 枚。蒴果卵球形。种子黑褐色。花期夏季。

【生境及分布】生于田边、荒地、路旁。我国各地均有分布。

【药用部位及采收加工】全草。夏秋季采收，洗净，晒干备用或鲜用。

【性味功效】味甘、苦，性凉。健脾，利湿，调经。

【单方验方】①治小儿脾虚胃弱：面根藤、鸡屎藤各等份，制成膏剂服。②治肾虚耳聋：面根藤、响铃草各 120 g，炖猪耳朵服。

【现代研究】临床上用于治疗小儿消化不良、便秘、尿路感染、尿血、月经不调等。

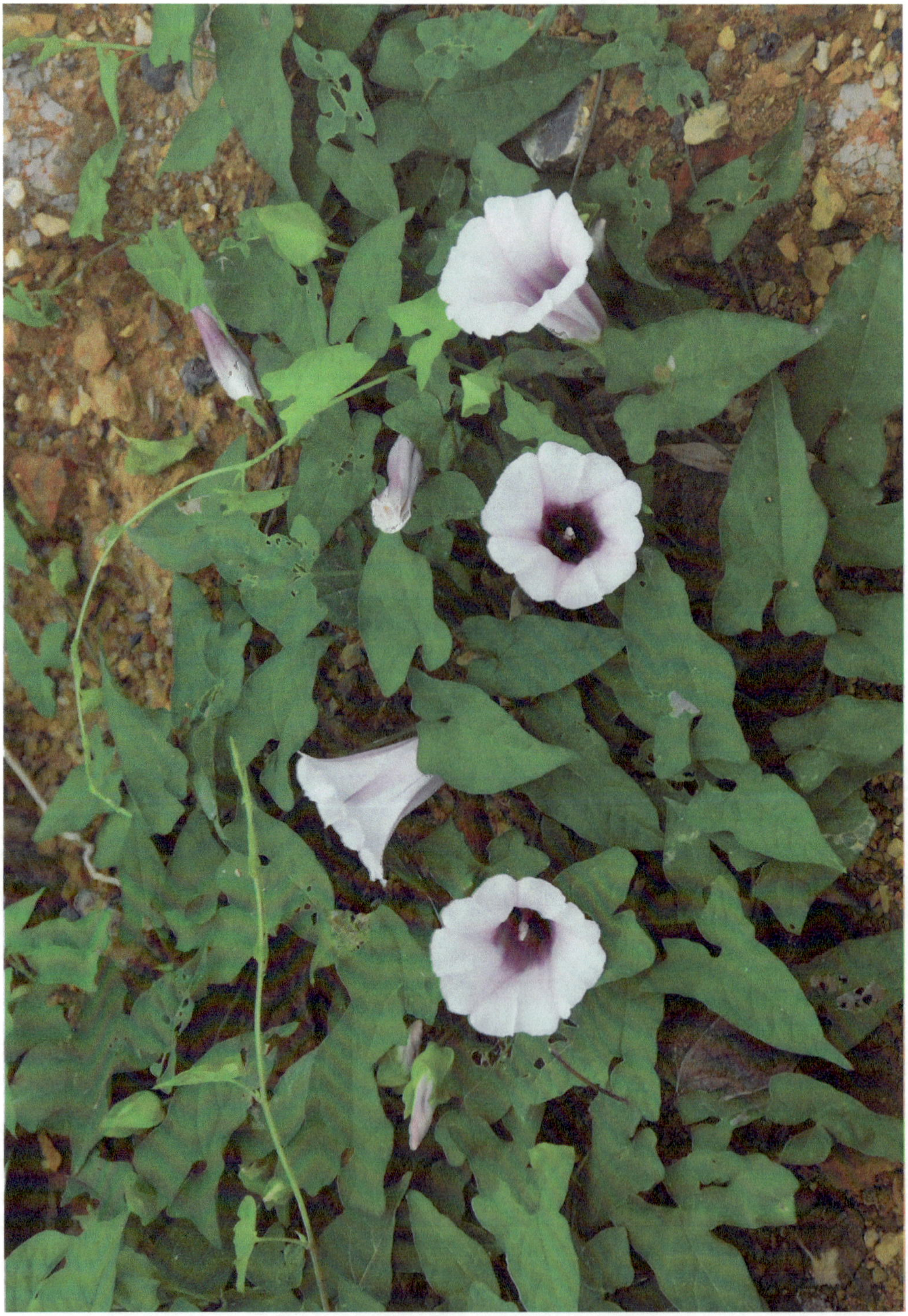

20 磨盘草

【别名】金花草、耳响草。

【来源】锦葵科植物磨盘草 *Abutilon indicum* (L.) Sweet。

【形态特征】一年生或多年生直立的亚灌木状草本，高 1 ~ 2.5 m，全株均被灰色短柔毛。叶互生；叶片卵圆形或近圆形，先端短尖或渐尖，基部心形，边缘具不规则锯齿；两面均被星状柔毛。花单生于叶腋，近顶端具节，被灰色星状柔毛；花黄色；花萼盘状，绿色，密被灰色柔毛，5 裂，裂片宽卵形，先端短尖；花瓣 5 瓣；雄蕊柱被星状硬毛；心皮 15 ~ 20 枚，花柱 5 枚，柱头头状。蒴果倒圆形似磨盘，成熟时黑色。种子肾形，被星状疏柔毛。花期 7—10 月，果期 10—12 月。

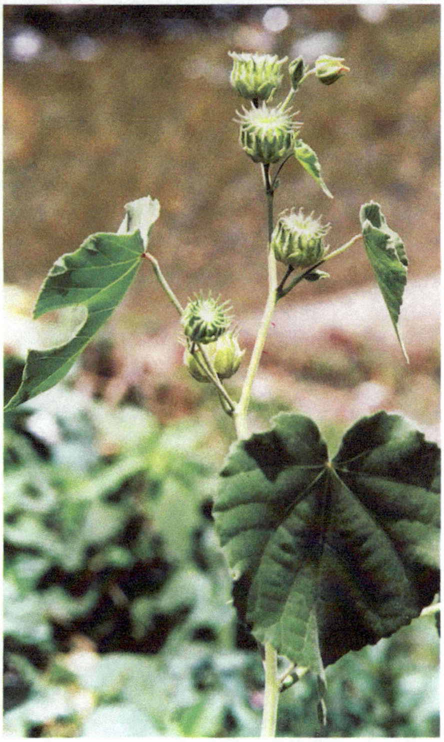

【生境及分布】生于海拔 800 m 以下的山坡、旷野和路旁。分布于我国广东、广西、福建、台湾、贵州、云南等地。

【药用部位及采收加工】全草或根。夏秋季采收，洗净，晒干备用。

【性味功效】味甘，性平。清热，利湿，开窍，活血。

【单方验方】①治痄腮肿痛：磨盘草 30 g，水煎服。②治痈疽肿毒：

磨盘草适量，捣烂，加蜂蜜敷患处。③治小便淋漓：磨盘草根 20～30 g，水煎，饭前温服。④治痔疮：磨盘草根 150 g，水煎，取服 1 茶杯，其余药液趁热熏洗肛门，每日 5～6 次。

【现代研究】临床上用于治疗感冒发热、咳嗽，急性肠炎腹泻，中耳炎，咽炎，腮腺炎，尿路感染，跌打损伤，痔疮，等等。

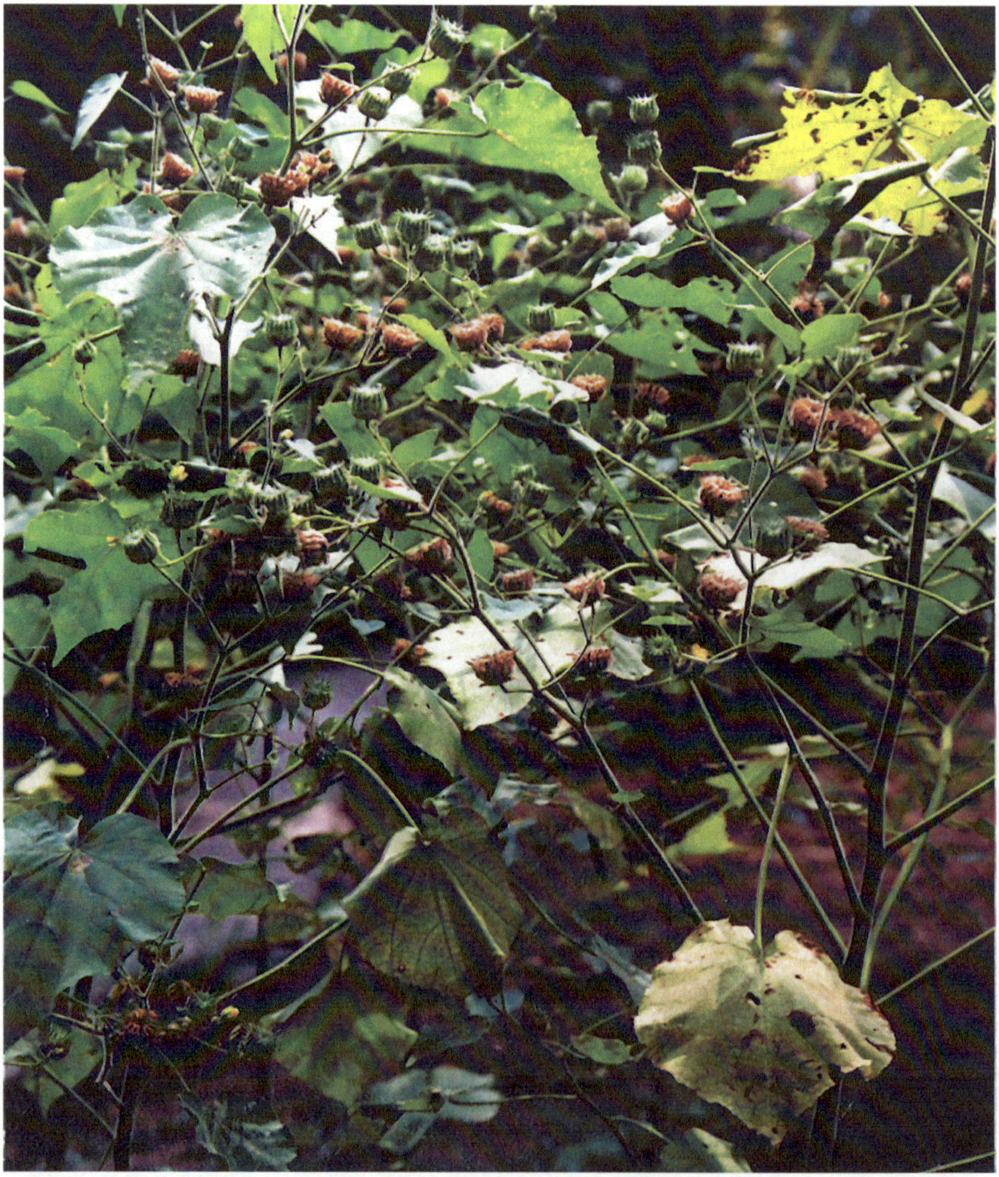

21 蘑　菇

【别名】蘑菰、鸡足蘑菇。

【来源】蘑菇科真菌双孢菇 *Agaricus bisporus* (J. E. Lange) Pilát.。

【形态特征】菌盖宽 3～13cm，扁半球形至平展，不黏，光滑，白色或近白色。菌肉厚，白色。菌柄与菌盖同色，近圆柱形，内部松软，菌环以下有丝状纤毛或毛状鳞片；菌环生于柄中部，白色，膜质。菌褶离生，稍密至稠密，近白色，后变为粉红色，最后变为黑褐色。孢子椭圆形，光滑，深紫褐色。

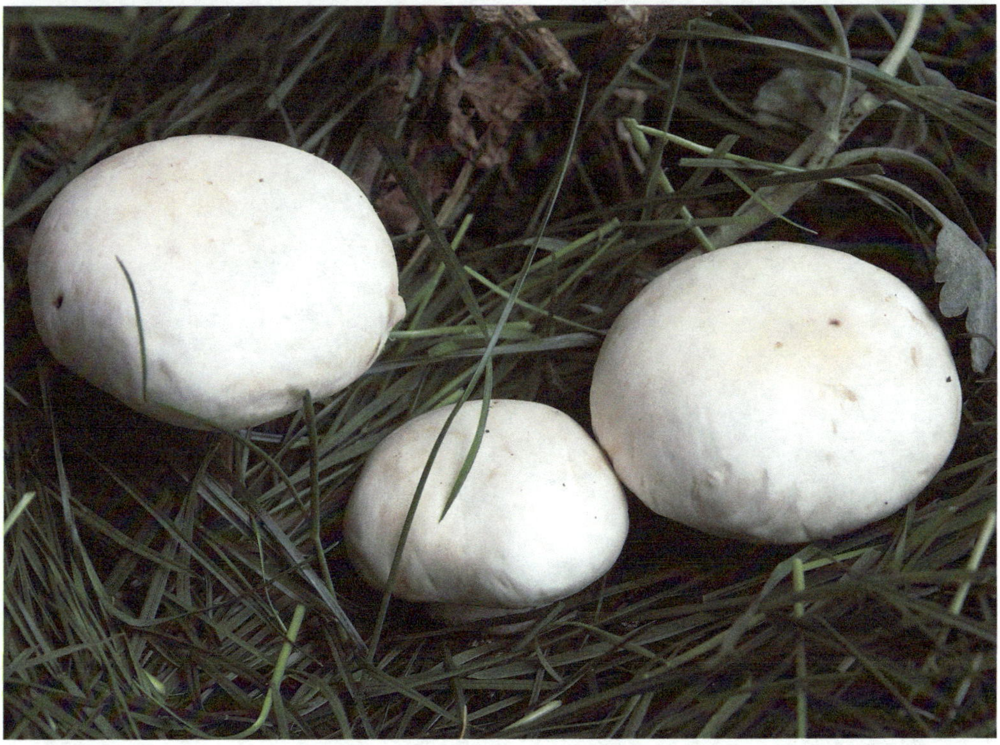

【生境及分布】春末及冬初单生或群生于草地、路旁、田野、堆肥场及林间空旷地。我国各地均有栽培。

【药用部位及采收加工】子实体。蘑菇出土后 5～7 天采收，晒干备用或鲜用。

【性味功效】味甘，性凉。补脾益肺，化痰。

【单方验方】①治脾虚体倦、食少：蘑菇适量，与鸡肉或猪肉同炖，加盐适量调味，炖熟后服用。②治肺虚咳嗽：鲜蘑菇适量，洗净，水煎服。

【现代研究】临床上用于治疗久病体弱、消化不良、高血压病、小儿麻疹等。

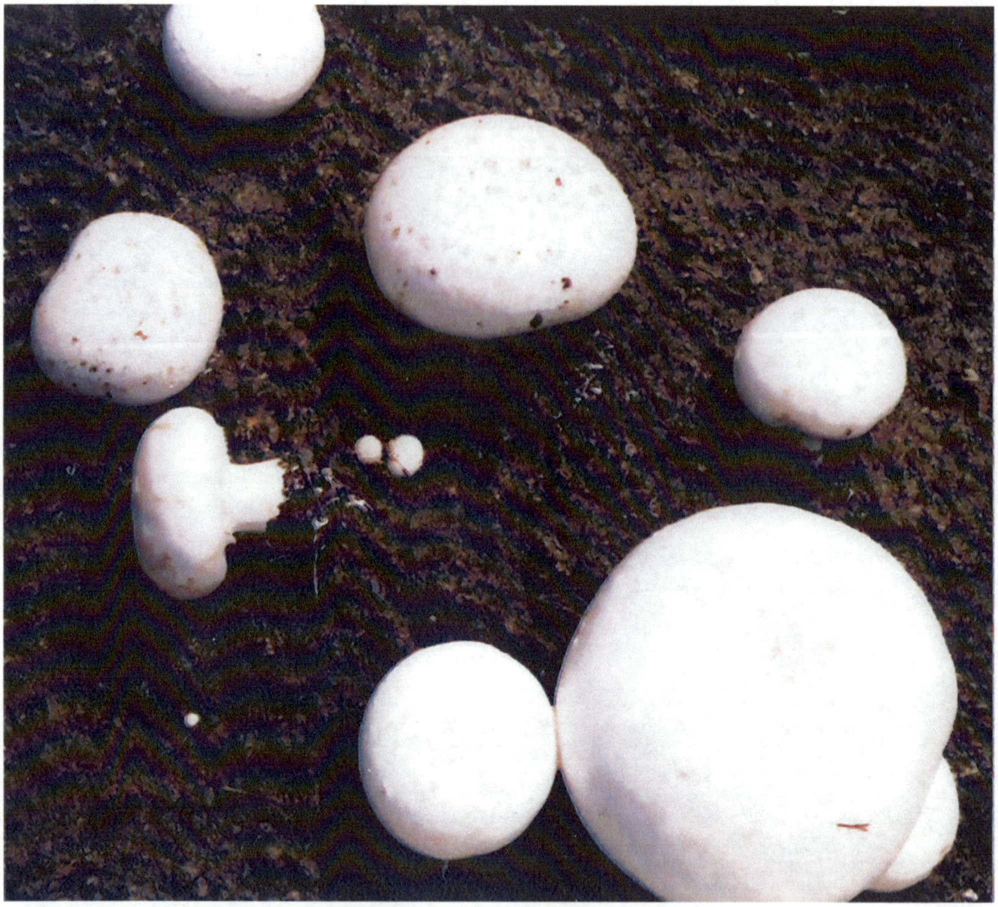

22 魔　芋

【别名】蒟蒻、鬼芋。

【来源】天南星科植物魔芋 *Amorphophallus konjac* K. Koch。

【形态特征】多年生草本，高 50 ~ 200 cm。块茎扁球形，巨大。叶柄粗壮，圆柱形，直立，淡绿色，具暗紫色斑；掌状复叶，小叶羽状全裂，叶轴具不规则的翅；小叶片披针形，先端尖，基部楔形，叶脉网状。佛焰苞大，广卵形，下部筒状，暗紫色，具绿色纹。花单性，先于叶开放。肉穗花序圆柱形，淡黄白色。浆果球形或扁球形。花期 4—6 月，果期 8—9 月。

【生境及分布】生于疏林下、林缘或溪谷两旁湿润地。分布于陕西、宁夏、甘肃，以及长江流域以南各地区。现多为人工栽培。

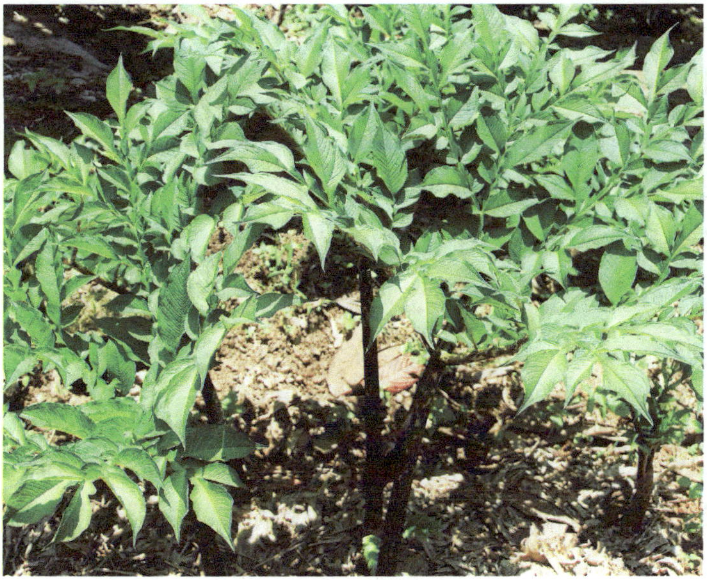

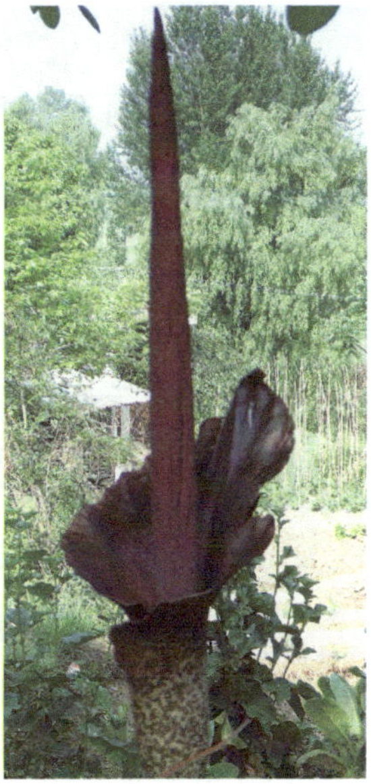

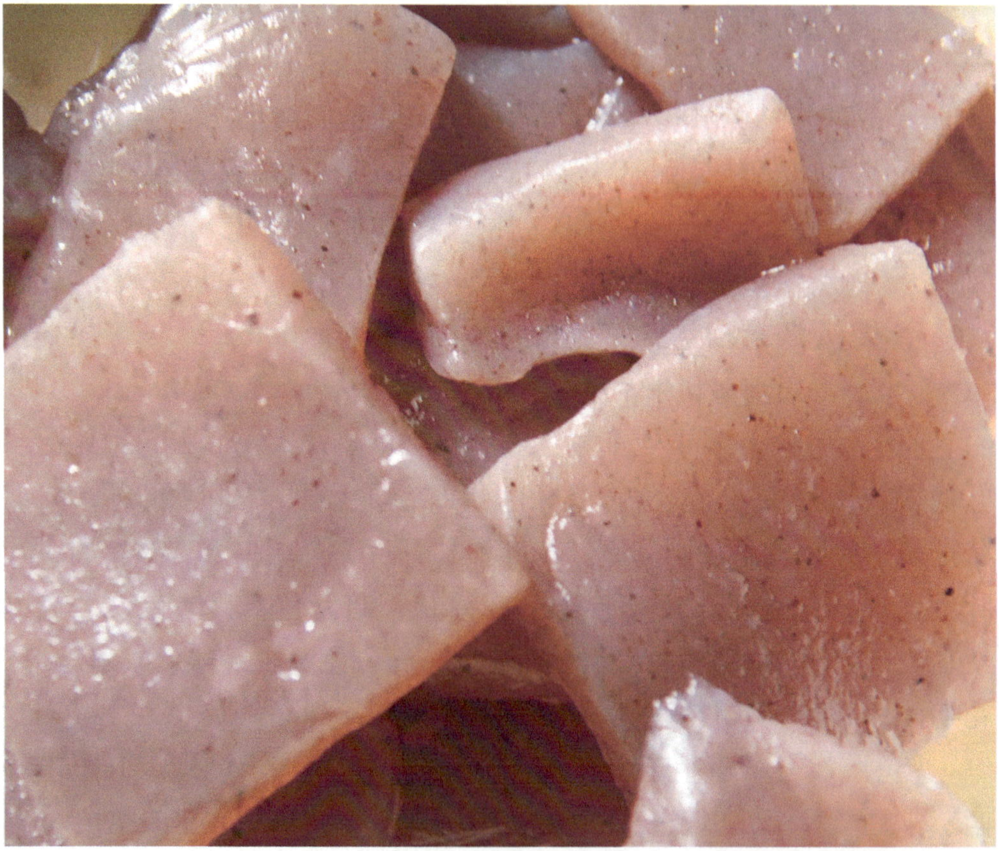

【药用部位及采收加工】块茎。10—11 月采收，挖取块茎，洗净，切片，晒干备用或鲜用。

【性味功效】味苦、辛，性温。解毒消肿，软坚散结。有毒。

【单方验方】①治蛇咬伤：鲜魔芋适量，鲜滴水珠 2 个，黄连少许，捣烂外敷；另用魔芋、生姜各 50 g，捣汁兑米泔水服。②治疮痈肿毒：魔芋适量，捣烂外敷。③治脚转筋：魔芋、追风伞各适量，水煎外洗。④治肺癌初起：魔芋、白花蛇舌草、红土茯苓各 30 g，炖肉吃汤。⑤治烫火伤：魔芋适量，研末，麻油调搽患处。

【现代研究】临床上用于治疗跌打损伤、经闭、肺癌、疮痈肿毒、毒蛇咬伤、糖尿病、高脂血症、肥胖症、白血病、甲状腺癌、恶性淋巴瘤等。

23 牡丹皮

【别名】丹皮。

【来源】芍药科植物牡丹 *Paeonia suffruticosa* Andr.。

【形态特征】多年生落叶小灌木，高 100～150 cm。根茎肥厚。枝短而粗壮。叶互生，通常为二或三出复叶，有叶柄；小叶卵形或广卵形，顶生小叶通常 3 裂，侧生小叶不等 2 裂或 3 浅裂或不裂；上面深绿色，无毛，下面略带白色，中脉上疏生白色长毛。花单生于枝端，大型；萼片 5 片，覆瓦排列，绿色；花瓣 5 瓣或多数，栽培者多为重瓣花，玫红色、红紫色或白色；雄蕊多数；雌蕊 2～5 枚，绿色；花盘杯状。蓇葖果聚生。花期 5—7 月，果期 7—8 月。

【生境及分布】生于向阳、土壤肥沃地带。有栽培。分布于我国大部分各地。

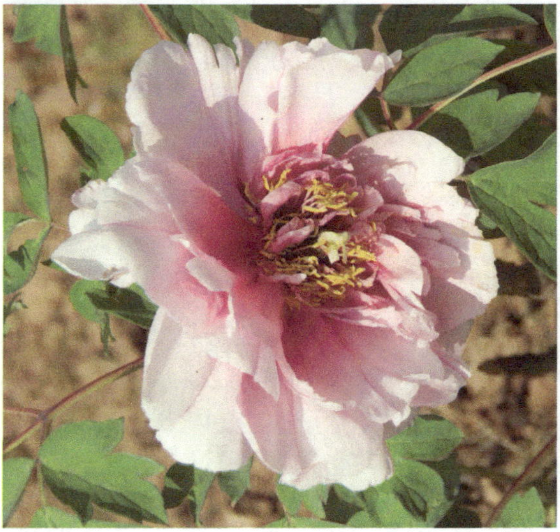

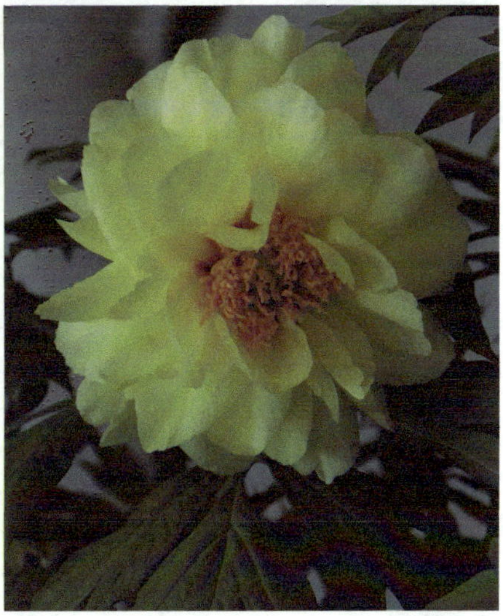

【药用部位及采收加工】根皮。9 月下旬至 10 月上旬地上部分枯萎时挖取根部，去泥土、须根，趁鲜抽出木心，留根皮，晒干备用。

【性味功效】味苦、辛，性微寒。清热凉血，活血化瘀。

【单方验方】①治温病热甚发斑、吐衄：牡丹皮、赤芍、生地黄、玄参各 12 g，水煎服。②治阴虚发热、夜热早凉：牡丹皮、青蒿、白薇各 12 g，鳖甲 20 g，水煎服。③治跌打损伤、瘀血肿痛：牡丹皮 20 g，当归 15 g，五灵脂 12 g，赤芍 10 g，水煎服，每日 1 剂。④治肠痈腹痛：牡丹皮、大黄、芒硝、桃仁各 9 g，水煎服。

【现代研究】临床上用于治疗高血压病、原发性血小板减少性紫癜、过敏性鼻炎、皮肤瘙痒、荨麻疹等。

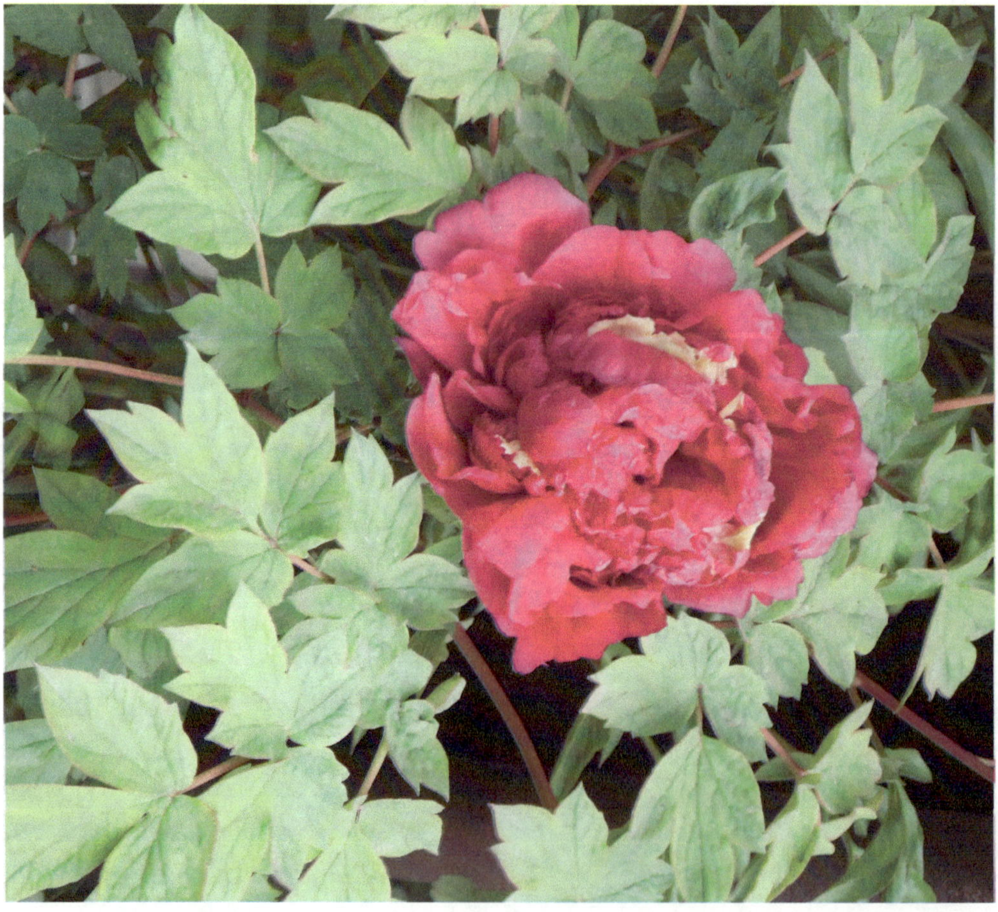

24 牡　蒿

【别名】齐头蒿。

【来源】菊科植物牡蒿 *Artemisia japonica* Thunb.。

【形态特征】多年生草本，茎直立，高 50 ~ 130 cm。叶互生；茎基生叶与茎下部叶倒卵形或宽匙形，羽状深裂或半裂，具短柄；茎中部叶匙形，无柄；茎上部叶先端 3 浅裂或不裂；叶两面绿色，无毛。头状花序球形，排列成圆锥状；总苞球形，外层苞片卵形，内层苞片椭圆形，边缘膜质。花托球形；雌花位于花托外围，中央为两性花；花冠管状；雄蕊 5 枚；雌蕊 1 枚，柱头头状。瘦果椭圆形。花果期 7—10 月。

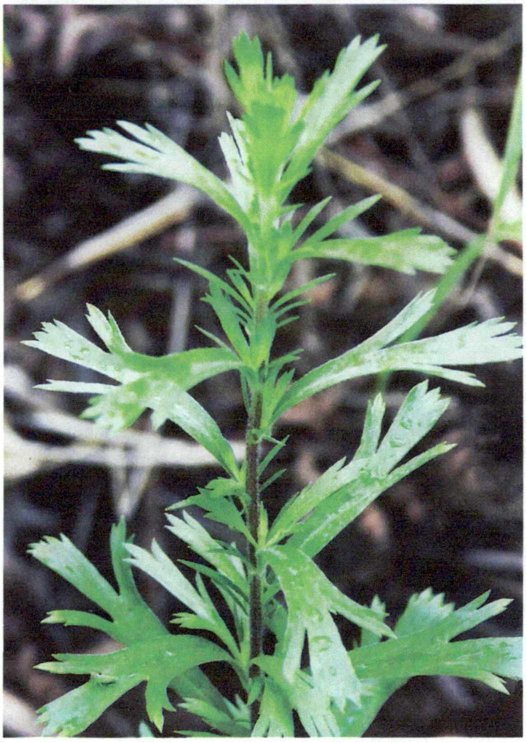

【生境及分布】生于山坡、林缘、疏林下、灌丛中、路旁等。分布于我国大部分各地。

【药用部位及采收加工】全草。夏秋季采收全草，洗净，晒干备用或鲜用。

【性味功效】味苦、甘，性平。清热，凉血，解暑。

【单方验方】①治阴虚肺痨潮热：牡蒿 9 g，地骨皮 15 g，水煎服。②治肝阳上亢眩晕：

牡蒿 10 g，夏枯草 15 g，水煎服。③治疥疮、湿疹：鲜牡蒿茎叶适量，水煎外洗。④治外伤出血：鲜牡蒿茎叶适量，捣烂外敷患处。

【现代研究】临床上用于治疗肺结核、高血压病、疥疮、湿疹、外伤出血等。

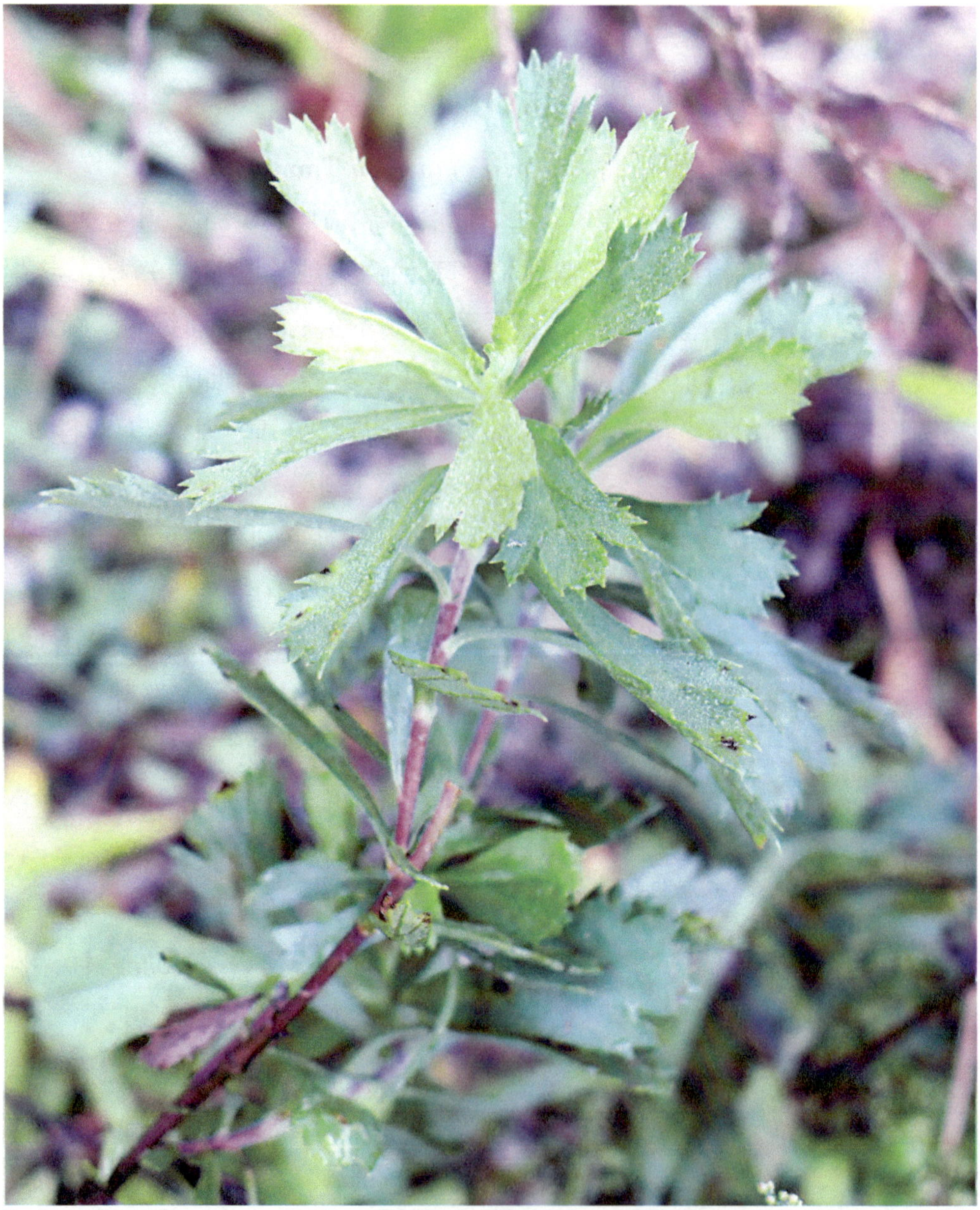

25 牡　荆

【别名】黄荆、小荆、楚。

【来源】马鞭草科植物牡荆 *Vitex negundo* L. var. *cannabifolia* (Sieb. et Zucc.) Hand.-Mazz.。

【形态特征】落叶灌木或小乔木，高 1 ~ 5 m。多分枝，具香味。小枝四棱形，绿色，被粗毛；老枝褐色。掌状复叶对生，具小叶 5 片，稀 3 片；小叶披针形，基部楔形，边缘具粗锯齿，顶端渐尖。圆锥花序顶生；花萼钟状，顶端 5 齿裂；花冠淡紫色。果实球形，黑色。花期 6—7 月，果期 8—11 月。

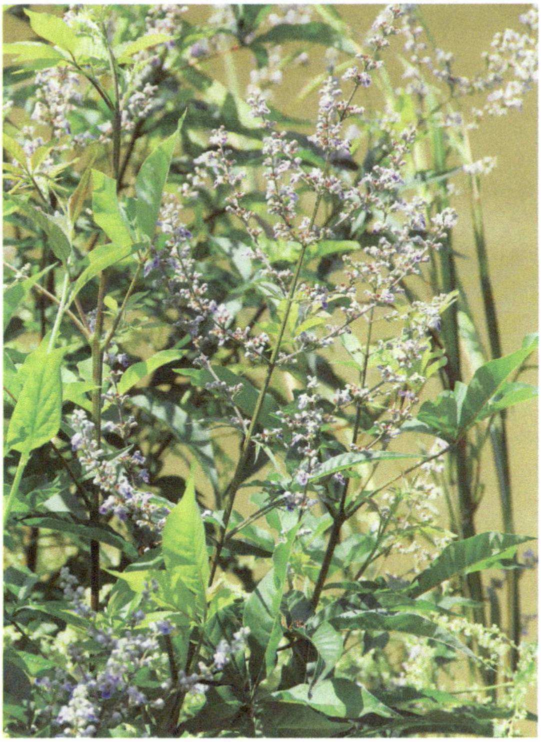

【生境及分布】生于山坡、路边和疏林旁。分布于江苏、浙江、安徽、福建、湖南、广西、贵州等地。

【药用部位及采收加工】果实（牡荆子）、叶（牡荆叶）、根（牡荆根）。果实秋季果实成熟时采收，用手搓下果实，扬净杂质，晒干备用。叶生长季节均可采，晒干备用或鲜用。根秋后采收，洗净，切片，晒干备用。

【性味功效】果实：味苦、辛，性温。化湿祛痰，止咳平喘，理气止痛。

叶：味微苦、辛，性平。解毒祛痰，止咳平喘。

根：味微苦、辛，性平。解毒祛痰，止咳平喘。

【单方验方】①治寒咳、哮喘：牡荆子 12 g，炒黄研末，每日 3 次，每次 6 g，水送服。②治胃痛：牡荆子、樟树二层皮各 15 g，生姜 2 片，水煎服。③治哮喘：牡荆子 15 g，地胆草、一枝黄花各 9 g，水煎服。④治疝气肿痛：牡荆子半升（炒熟），酒 1 盏，水煎温服。⑤治小儿咳喘：牡荆子或叶 45 g，水煎至 100 mL，每次服 10 mL，每日 3 次。⑥治乳痈肿痛、蛇虫咬伤：鲜牡荆叶适量，捣烂，取汁涂搽患处。⑦治风疹瘙痒、脚癣：鲜牡荆叶适量，捣烂外敷或水煎洗患处。⑧治风寒感冒咳嗽：牡荆叶、紫苏叶、生姜各 12 g，水煎服。⑨治感冒头痛：牡荆根 9 ~ 15 g，水煎服。⑩治疟疾：牡荆根 30 g，水煎，第一煎在疟疾发作前加冰糖 30 g 冲服，第二煎代茶饮。⑪治风湿关节痛：牡荆根 30 g，水煎服。⑫治牙痛：牡荆根 9 ~ 15 g，水煎服。

【现代研究】临床上果实、叶用于治疗慢性气管炎咳嗽，哮喘，消化不良腹泻、腹痛，肠炎痢疾，疝气，肠炎痢疾，皮炎，湿疹、脚癣，等等；根用于治疗感冒、疟疾、风湿性关节炎、牙痛等。

26 木鳖子

【别名】木鳖、木鳖果。

【来源】葫芦科植物木鳖子 *Momordica cochinchinensis* (Lour.) Spreng.。

【形态特征】多年生粗壮大藤本，长达 15 m。具块状根。全株稍被柔毛或近无毛；卷须粗壮，不分枝。叶柄粗壮，初时被黄褐色柔毛；叶片卵状心形或宽卵状圆形，质稍硬，3 ~ 5 裂或不分裂；叶脉掌状。花雌雄异株。雄花单生，花梗粗壮，苞片无梗，花萼漏斗形，花冠黄色，雄蕊 3 枚；雌花单生，苞片兜状，花冠、花萼同雄花，子房卵状长圆形。果实卵球形，成熟时红色，肉质，密生刺状突起。种子多数，

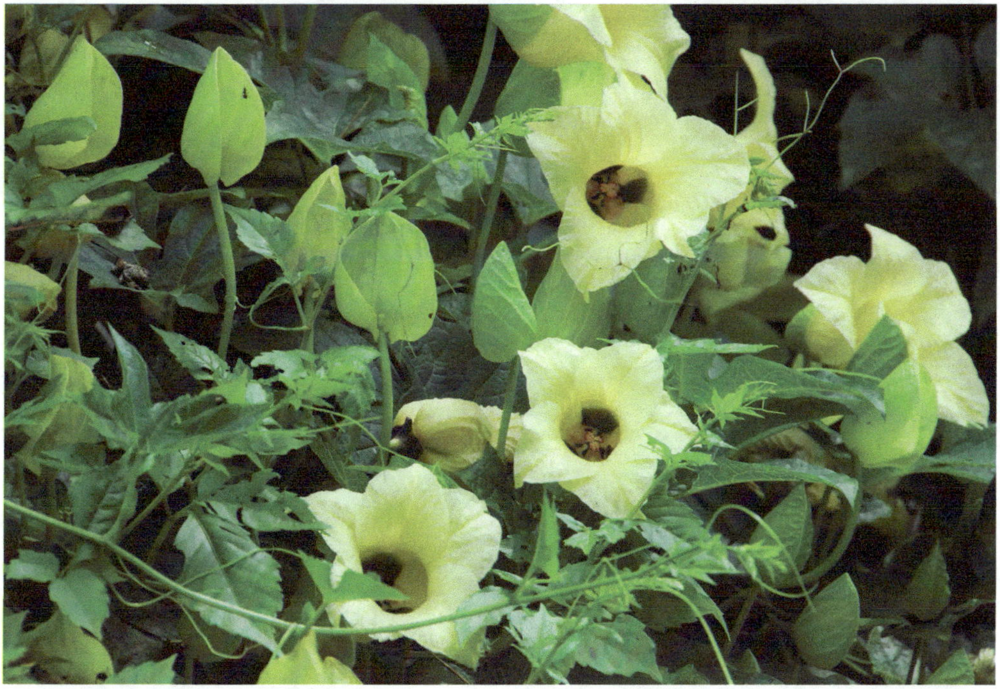

卵形或方形，黑褐色，边缘有齿。花期 6—8 月，果期 8—10 月。

【生境及分布】生于山坡、林缘和山沟。有栽培。分布于安徽、浙江、江西、福建、广东、广西、湖南、四川、贵州、云南、西藏等地。

【药用部位及采收加工】种子。初冬采集果实，沤烂果肉，洗净种子，晒干备用或鲜用。

【性味功效】味苦、微甘，性温。散结消肿，攻毒疗疮。有毒。

【单方验方】①治诸毒红肿赤晕不消：木鳖子、草乌、半夏各适量，研末外敷患处。②治牛皮癣、干癣、秃疮：鲜木鳖子去外壳，蘸醋在粗瓷器上磨取药汁，临睡前用棉花或毛笔蘸药汁涂患处（涂药前先用淡盐水将患处洗净），每日或隔日 1 次。③治痔疮肿痛：荆芥、木鳖子、朴硝各等份，煎汤熏洗。

【现代研究】临床上用于治疗牛皮癣、干癣、秃疮、三叉神经痛、小儿肠炎等。

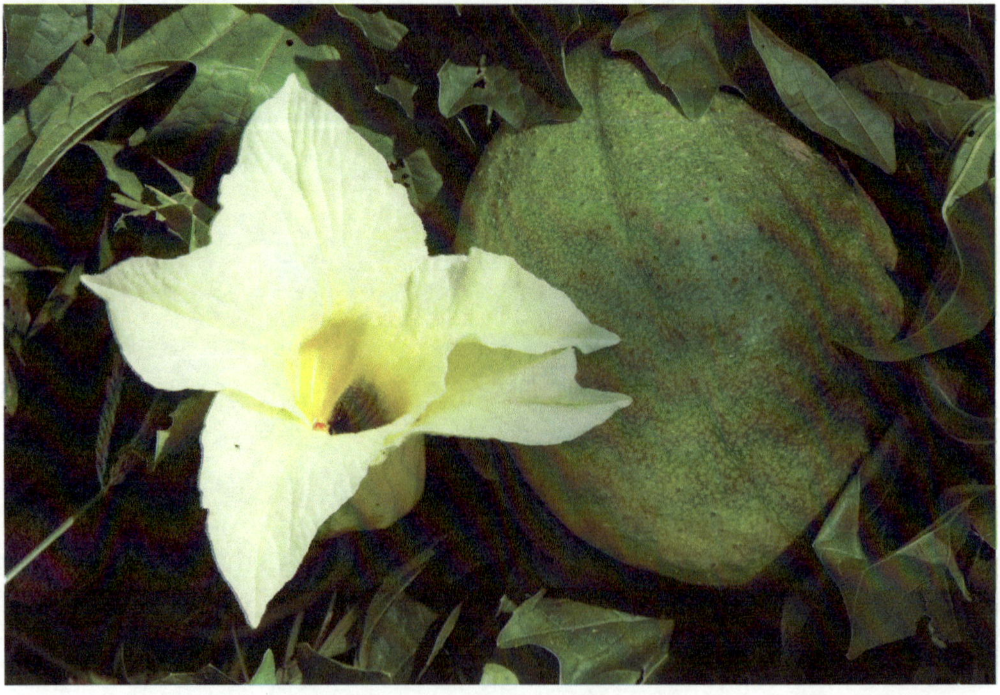

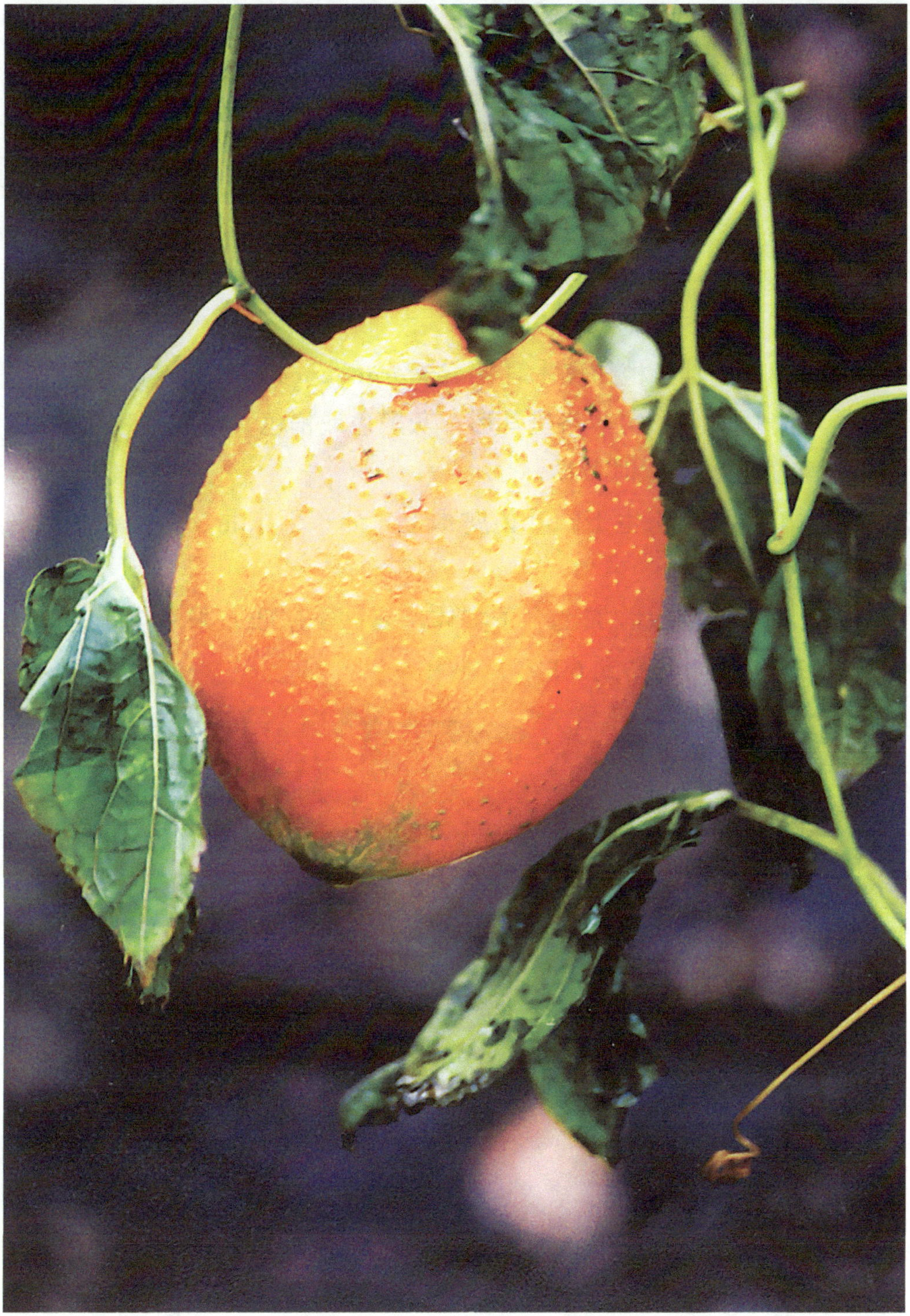

27 木　耳

【别名】黑木耳、蕈耳。

【来源】木耳科植物黑木耳 *Auricularia auricula* (L.) Uuderw.。

【形态特征】子实体略呈耳形，灰黑色或褐色，背面密生短软毛。湿润时半透明，干燥时革质。

【生境及分布】生于阔叶树腐木上。分布于东北、西南、东南各地区。

【药用部位及采收加工】子实体。夏秋季采收，采后烘干（烘干温度由 35 ℃逐渐升高到 60 ℃）备用。

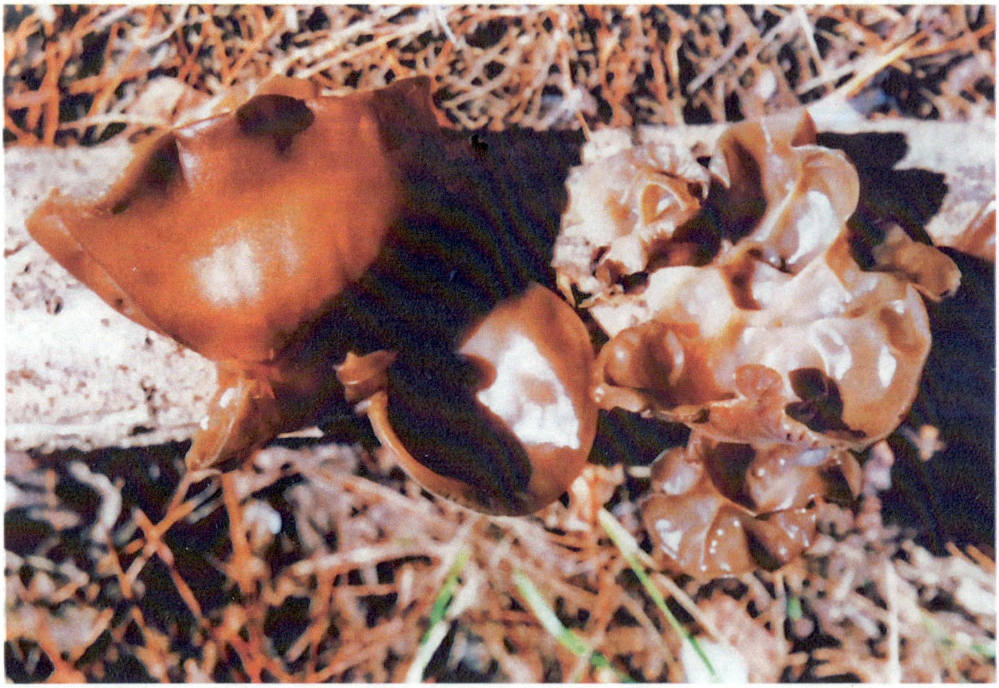

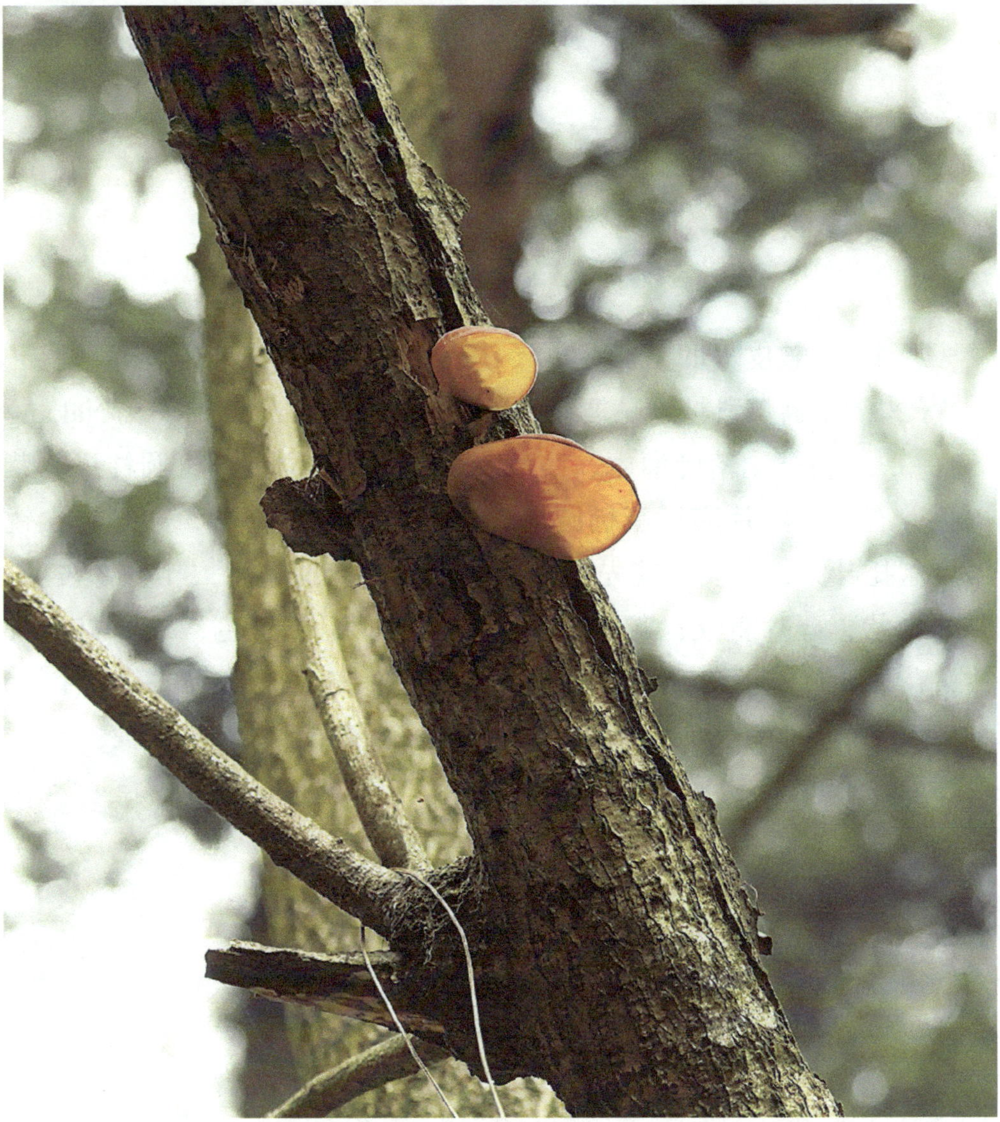

【性味功效】味甘，性平。益气强身，活血止血，止痛。

【单方验方】①治咯血：木耳、白及各 30 g，水煎服。②治便秘：木耳 20 g，土大黄 10 g，水煎服。③治咳嗽：木耳、虎耳草、五匹风各 20 g，水煎服。④治痔疮：木耳、铁包金各适量，水煎洗。

【现代研究】临床上用于治疗腹泻、消化不良、高血压病、牙痛、便秘、痔疮出血等。

28 木 瓜

【别名】皱皮木瓜、木瓜实。

【来源】蔷薇科植物贴梗海棠 *Chaenomeles speciosa* (Sweet) Nakai。

【形态特征】落叶灌木，高约 2 m。枝条直立展开，圆柱形，紫褐色，有刺。叶片卵形至椭圆形，基部楔形至宽楔形，边缘有尖锐锯齿；托叶大，草质。花先于叶开放，2～3 朵簇生于二年生老枝上；萼筒钟状，萼片直立；花瓣倒卵形或近圆形，猩红色；雄蕊 40～50 枚；花柱 5 枚。果实球形或卵球形。花期 3—5 月，果期 9—10 月。

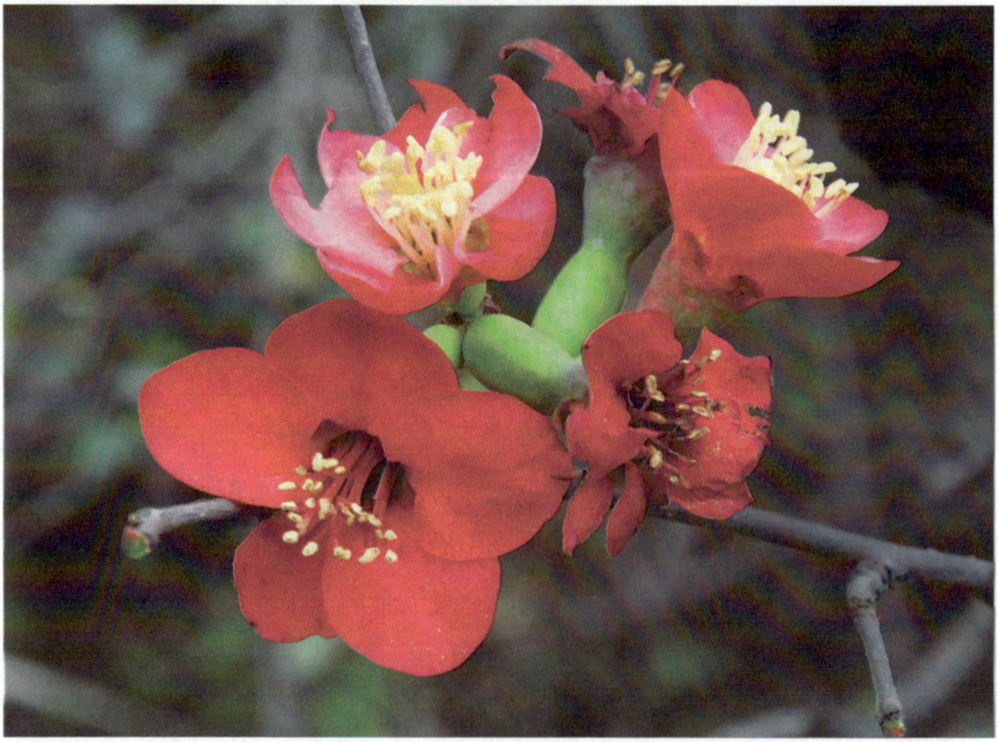

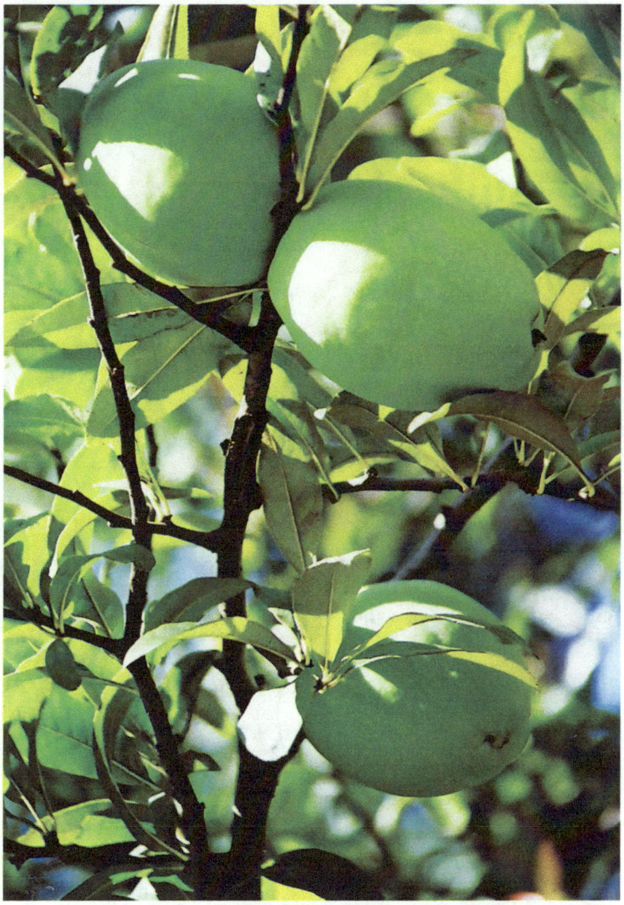

【生境及分布】我国各地均有栽培。分布于华东、华南、西南各地区。

【药用部位及采收加工】果实。7—8月外果皮呈青黄色时采收，用铜刀将其切成两瓣，不去籽，摊放于竹帘上晒至果皮变红，翻晒至全干备用；阴天可用文火烘干备用。

【性味功效】味酸、性温。舒筋活络，和胃化湿。

【单方验方】①治风湿痹痛，筋骨拘挛：木瓜10 g，独活、威灵仙各12 g，水煎服。②治寒湿脚气：木瓜12 g，紫苏叶、吴茱萸、生姜各6 g，水煎服。③治湿热脚气：木瓜10 g，黄柏、萆薢、石斛各12 g，水煎服。④治痢疾、泄泻、吐泻转筋：木瓜10 g，黄连、吴茱萸各6 g，薏苡仁20 g，水煎服。

【现代研究】临床上用于治疗病毒性肝炎、细菌性痢疾、疟疾、肠粘连梗阻等。

29 木姜子

【别名】黄花子、辣姜子。

【来源】樟科植物木姜子 *Litsea pungens* Hemsl.。

【形态特征】落叶小乔木，高 3~7 m。花枝细长。叶簇生于枝端，纸质；叶片披针形或倒披针形；叶柄有毛。花单性，雌雄异株；伞形花序由 8 ~ 12 朵花组成，具短梗；花先于叶开放，黄色；花被片 6 片；花药 4 室；雌花较大，有粗毛。核果球形。

【生境及分布】生于海拔 800 ~ 2300 m 的溪旁和山地阳坡杂木林中或林缘。分布于陕西、山西、甘肃、河南、湖北、湖南、四川、贵州、云南、广西等地。

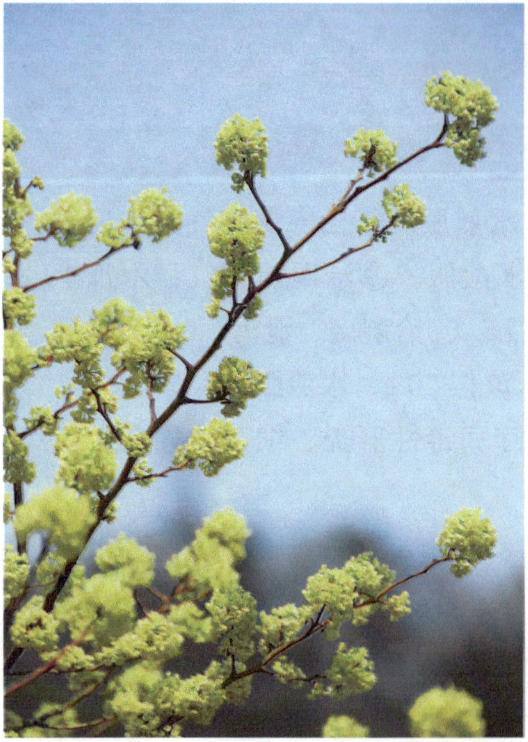

【药用部位及采收加工】果实（木姜子）、根（木姜子根）。果实秋季末采收，阴干备用。根春夏季采挖，洗净，晒干备用。

【性味功效】味辛，性温。行气健脾，解毒燥湿。

【单方验方】①治食积饱胀：木姜子、隔山消各 10 g，水煎服。②治胃溃疡：木姜子、蒲公英根各 15 g，独脚莲 8 g，水煎服。③治水泻腹痛：木姜子 20 g，石菖蒲 10 g，水煎服。④治风湿疼痛：木姜子根、大风藤各 15 g，水煎服。

【现代研究】临床上用于治疗急性胃肠炎胃痛、腹泻、消化不良腹胀、风湿关节肿痛、毛囊炎肿痛等。

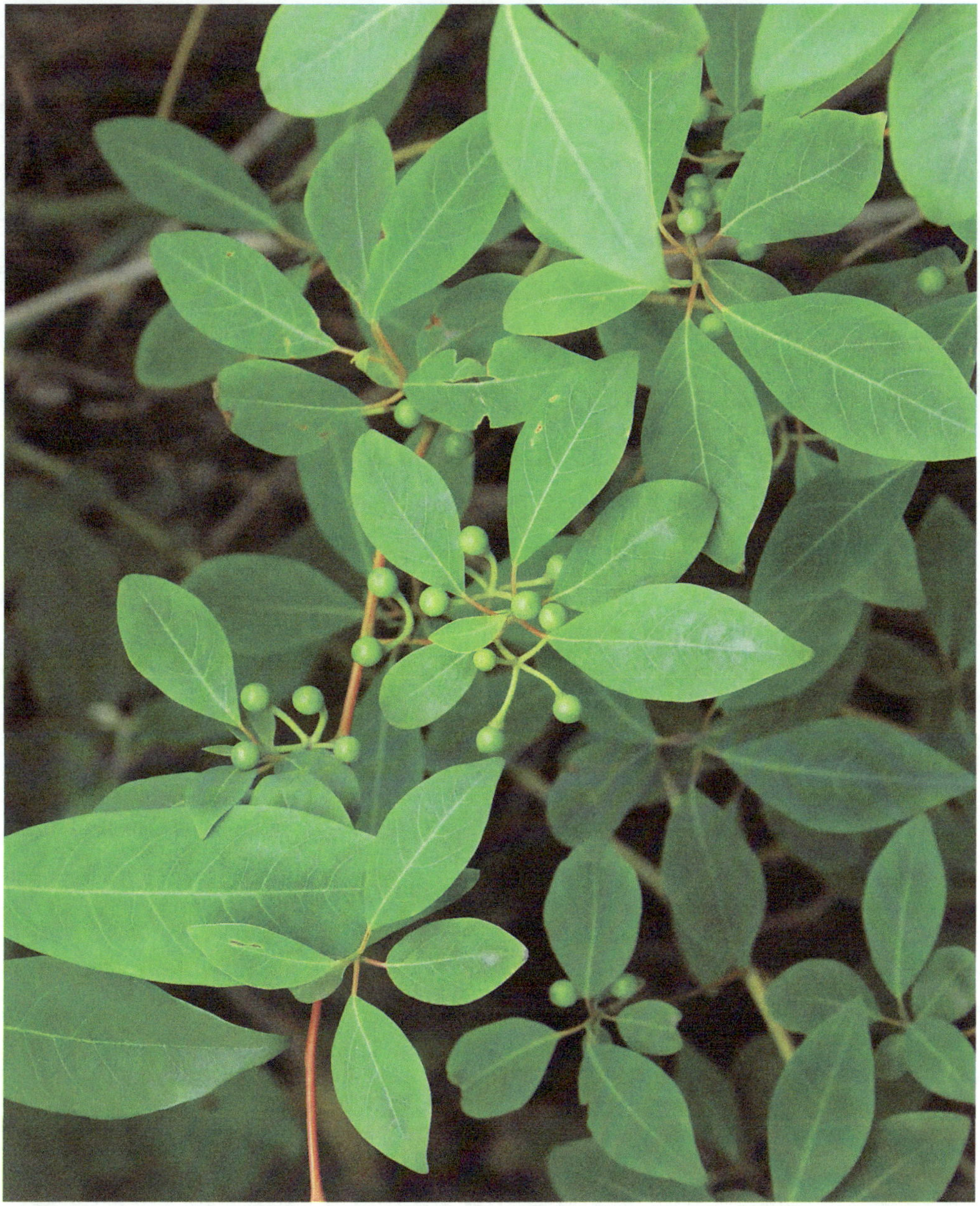

30 木 槿

【别名】喇叭花、荆条。

【来源】锦葵科植物木槿 *Hibiscus syriacus* L.。

【形态特征】落叶灌木或小乔木，高 3 ~ 6 m。树皮灰褐色，嫩枝上有茸毛。叶互生；叶片菱状卵形或卵形，长 5 ~ 7 cm、宽 3 ~ 5 cm，具有深浅不同的 3 裂或不裂，边缘锯齿状；叶两面有星状毛。花单生于叶腋；花萼 5 裂；花单瓣或重瓣，淡红色、白色或紫色。蒴果长椭圆形，先端尖，全体被茸毛。花期 6—7 月。

【生境及分布】我国各地均有栽培。分布于我国大部分各地。

【药用部位及采收加工】根皮及茎皮（木槿皮）、花（木槿花）。

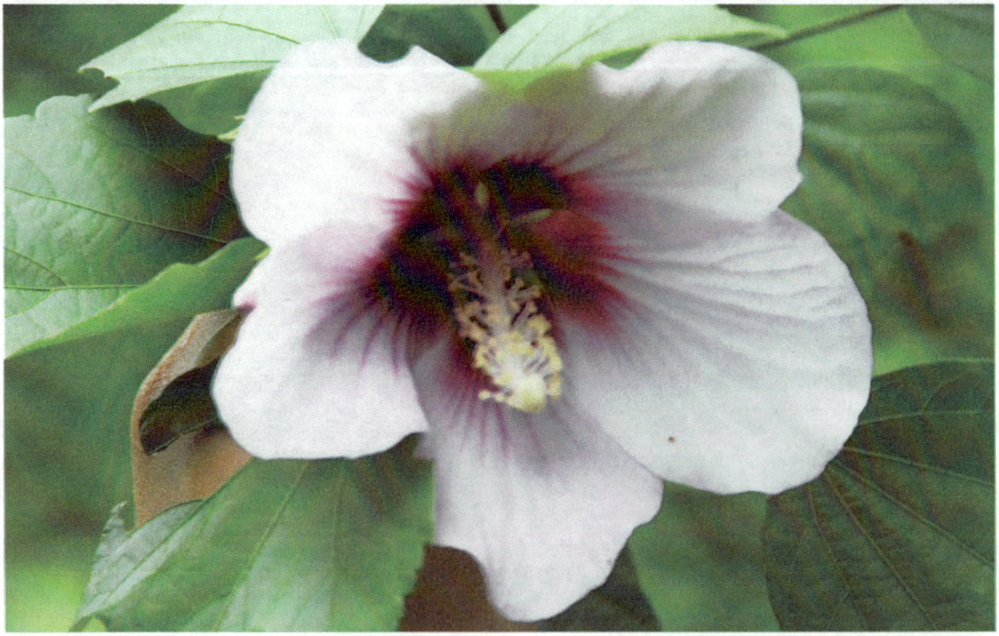

茎皮于4—5月剥取，晒干备用。根皮于秋末挖取，剥取根皮，晒干备用。花于夏秋季晴天早晨，花半开时采摘，晒干备用。

【性味功效】根皮及茎皮：味甘、苦，性微寒。清热利湿，杀虫止痒。

花：味甘、苦，性凉。清热利湿，凉血解毒。

【单方验方】①治体虚头晕、眼花：木槿花10 g，研末蒸鸡蛋吃。②治痔疮出血：木槿花炭、槐花炭各15 g，地榆炭9 g，水煎服。③治湿热带下：白木槿花、败酱草、白鸡冠花各15 g，水煎服。④治湿疹、癣疮：鲜木槿花适量，水煎洗患处。⑤治下痢口噤：红木槿花适量，去蒂，阴干研末，以面饼蘸药末食之。⑥治一切顽癣：木槿皮60 g，以米醋120 mL浸泡，取浸液涂患处。⑦治脚癣：木槿皮20 g，水煎熏洗。⑧治赤白带下：木槿皮、六角英各30 g，水煎服。⑨治脱肛：鲜木槿皮适量，磨雄黄涂搽患处；或鲜木槿皮适量，煎汤熏洗，再以白矾、五倍子研末外敷。

【现代研究】临床上根皮及茎皮用于治疗痢疾、肠癌、痔疮出血、皮肤癣疮、湿疹瘙痒等；花用于治疗痢疾、肺热咳嗽、痔疮出血、带下、湿疹瘙痒、烫伤等。

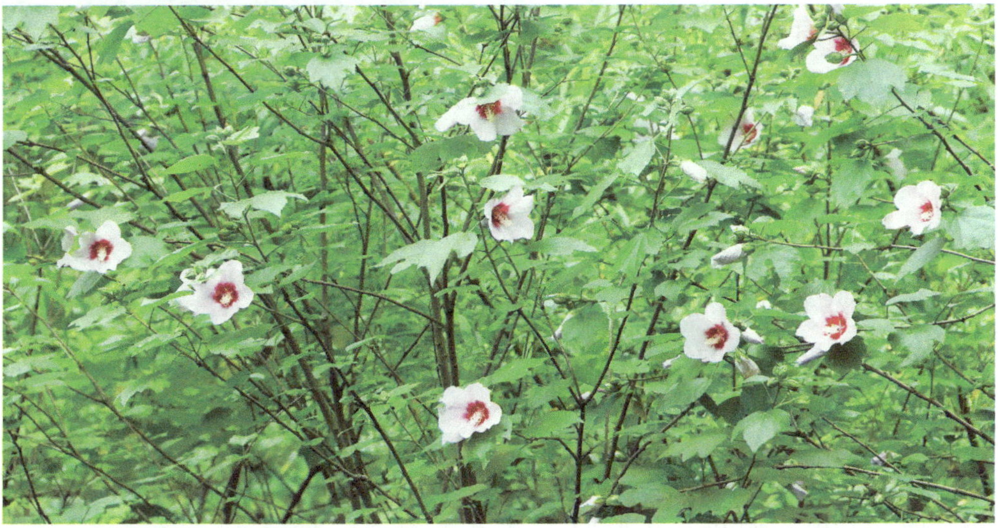

31 木　棉

【别名】英雄树、红棉、攀枝花。

【来源】木棉科植物木棉 *Bombax malabaricum* DC.。

【形态特征】大乔木，高可达 25 m。树干和树枝有短而大的圆锥形粗刺；分枝平伸。掌状复叶，具小叶 5 ~ 7 片；叶片薄革质，矩圆形至椭圆状矩圆形，先端渐尖，基部阔或渐狭；叶柄长 8 ~ 12 cm。花大，红色，直径约 12 cm，先于叶开放，聚生于近枝端；花瓣 5 瓣，肉质；雄蕊多轮，花药合生为 5 束；子房 5 室，胚珠多数。蒴果大，矩圆形，木质。种子多数。花期 3—4 月，果期 5 月。

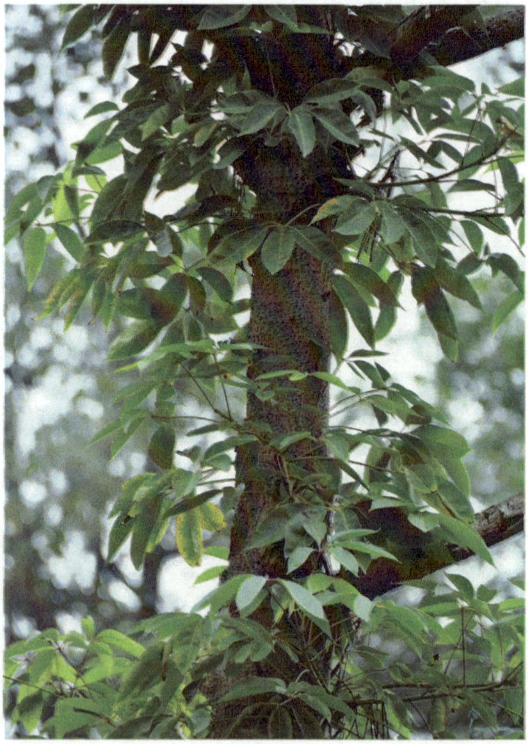

【生境及分布】生于海拔 1700 m 以下的干热河谷、沟谷季雨林内。有栽培。分布于云南、四川、贵州、广西、江西、广东、台湾等地。

【药用部位及采收加工】花（木绵花）、根（木棉根）。花秋末采收，阴干备用。根全年可采，以秋冬季采收为佳，洗净，晒干备用或鲜用。

【性味功效】花：味甘，性凉。清热利湿，解毒，止血。

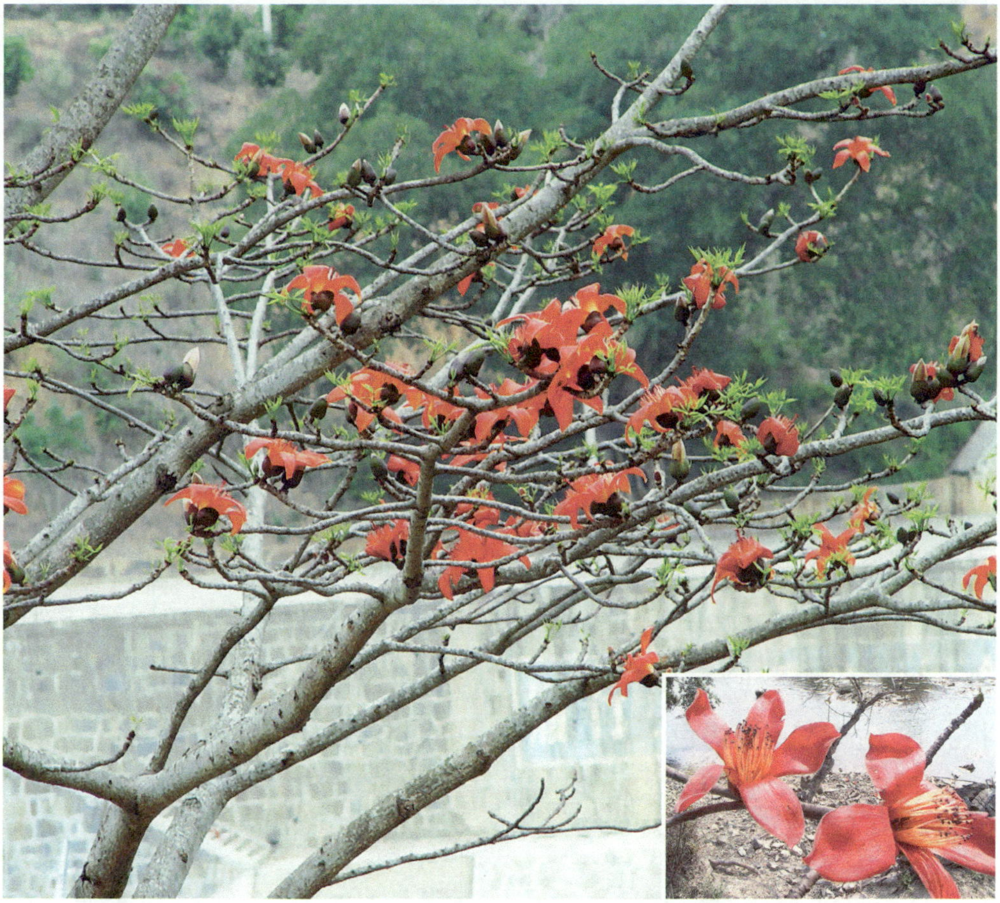

根：味微苦，性凉。祛风除湿，清热解毒，散结止痛。

【单方验方】①治湿热泄泻：木棉花、委陵菜各 15 g，水煎服。②治痢疾便下脓血：木棉花、白头翁根各 15 g，秦皮 12 g，水煎服。③治金创出血：鲜木棉花、鲜小蓟各适量，捣烂外敷患处。④治胃痛：木棉根 30 g，两面针 6 g，水煎服。⑤治风湿热痹、关节肿痛：木棉根 30 ~ 60 g，水煎或浸酒服。⑥治跌打损伤：木棉根皮适量，浸酒外搽或捣烂外敷。

【现代研究】临床上花用于治疗急性胃肠炎呕吐、腹泻，急性细菌性痢疾，疮疡，湿疹，外伤出血，等等；根用于治疗风湿性关节炎，细菌性痢疾，产后浮肿，淋巴结结核，跌打损伤，等等。

32　木天蓼

【别名】藤天蓼、天蓼木。

【来源】猕猴桃科植物葛枣猕猴桃 *Actinidia polygama* (Sieb. et Zucc.) Maxim.。

【形态特征】落叶藤本，高可达 5 m。老枝无毛，有灰白色小皮孔；髓大，白色，实心。叶互生；叶片膜质，先端渐尖，基部圆形或楔形。花 1～3 朵腋生，白色或红色，味芳香；萼片 5 片；花瓣 5 瓣；雄蕊多数；雌蕊 1 枚。浆果黄色，成熟时变橘红色，卵圆形，先端喙状。种子多数，淡褐色。花期 6 月，果期 9—10 月。

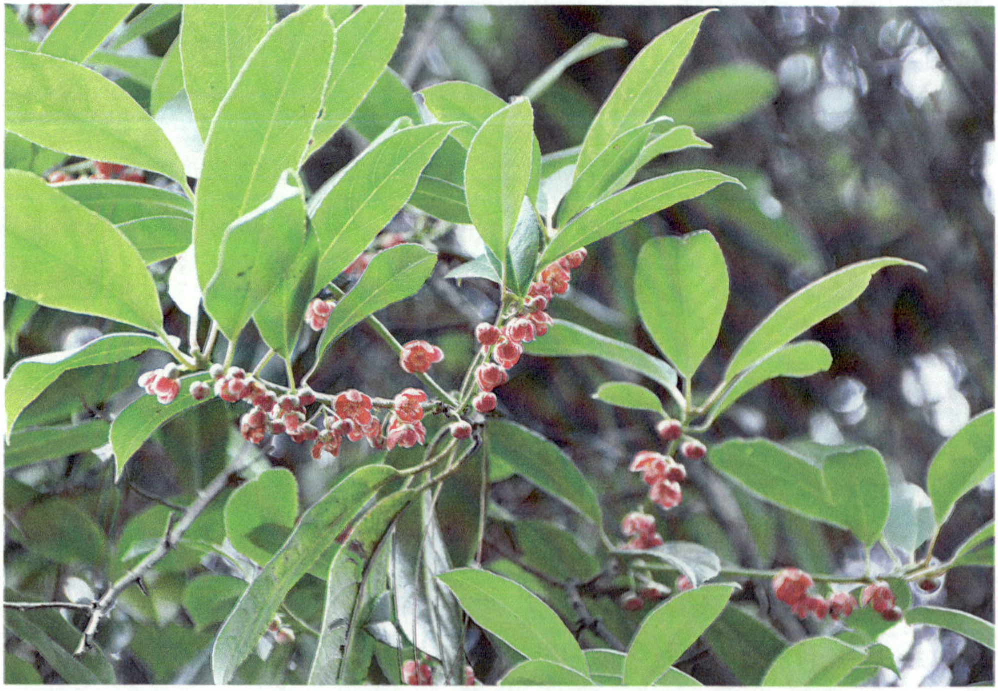

【生境及分布】生于海拔500~1900 m的山林中。分布于吉林、辽宁、山东、陕西、湖南、湖北、四川、贵州、浙江、安徽等地。

【药用部位及采收加工】枝叶。春秋季采收，晒干备用或鲜用。

【性味功效】味辛，性温。祛风，化瘀，止痢。有小毒。

【单方验方】①治大风疾：木天蓼（去粗皮、锉碎）120 g，水煎去渣，以汁煮糯米为粥，空腹服下。服药期间避风。②治气痢久不止：木天蓼适量，捣末，饭前用粥调下3 g。

【现代研究】临床上用于治疗中风半身不遂、风寒湿痹、气痢、白癜风等。

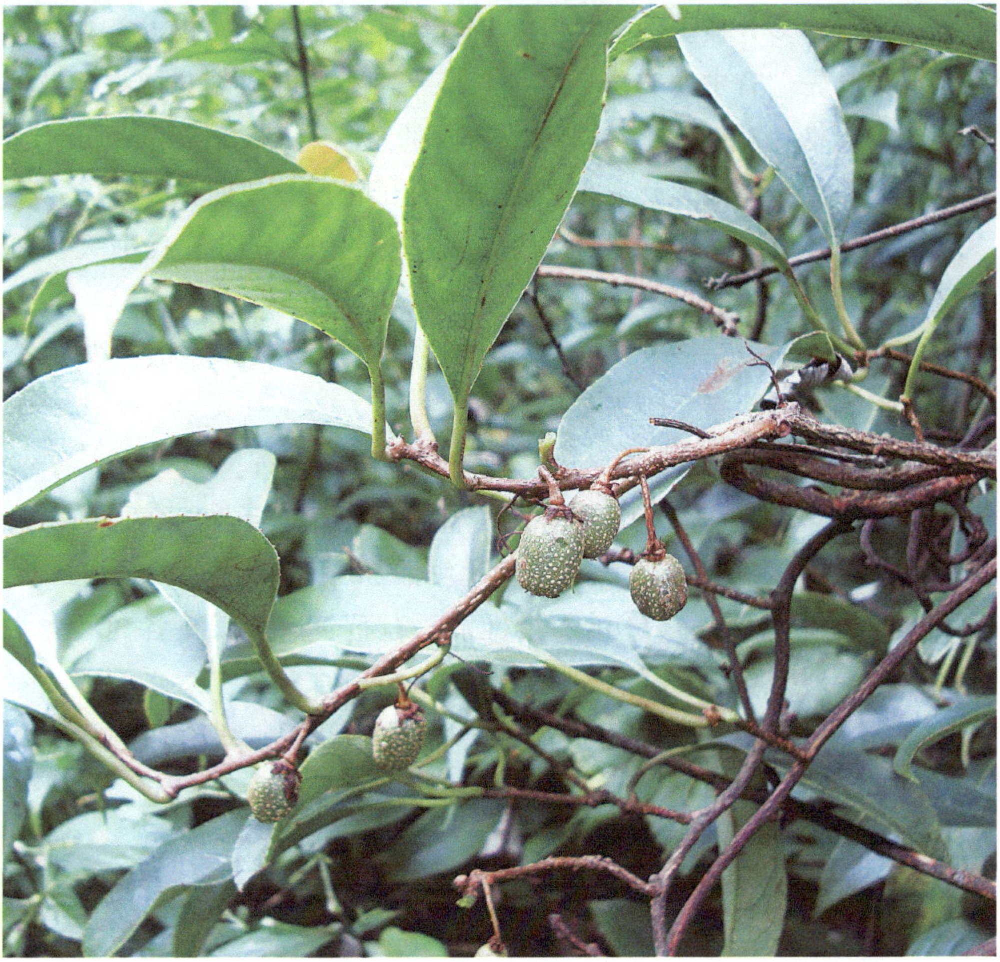

33 苜 蓿

【别名】木粟。

【来源】豆科植物苜蓿 *Medicago sativa* L.。

【形态特征】多年生草本。根茎发达，茎高 30 ~ 100 cm，直立或匍匐，光滑，多分枝。三出复叶；小叶倒卵状长圆形，仅上部尖端有锯齿，小叶先端有中肋突出；叶柄长而平滑；托叶大。花梗由叶腋抽出，花具短柄；花 8 ~ 25 朵排列成簇状的总状花序；花萼钟状，有 5 齿；花冠紫色。荚果螺旋形，黑褐色。种子肾形。花期 5—7 月。

【生境及分布】生于旷野或山间。有栽培。分布于我国大部分地区。

【药用部位及采收加工】嫩茎叶或全草。夏秋季采收，割取全草，除去泥沙，洗净，晒干备用。

【性味功效】味苦，性平。清湿热，利尿，排石。

【单方验方】①治腹痛泄泻：苜蓿、凤尾草、毛大丁草各 10 g，水煎服。②治痔疮便血：苜蓿 15 g（鲜品 30 g），旱莲草 15 g（鲜品 30 g），水煎服并外洗。③治石淋涩痛：苜蓿、广金钱草各 30 g，水煎服。④治外感咳嗽：苜蓿、罗汉果各 50 g，水煎服。

【现代研究】临床上用于治疗急性肠炎腹泻、细菌性痢疾、痔疮、尿路结石、感冒咳嗽等。

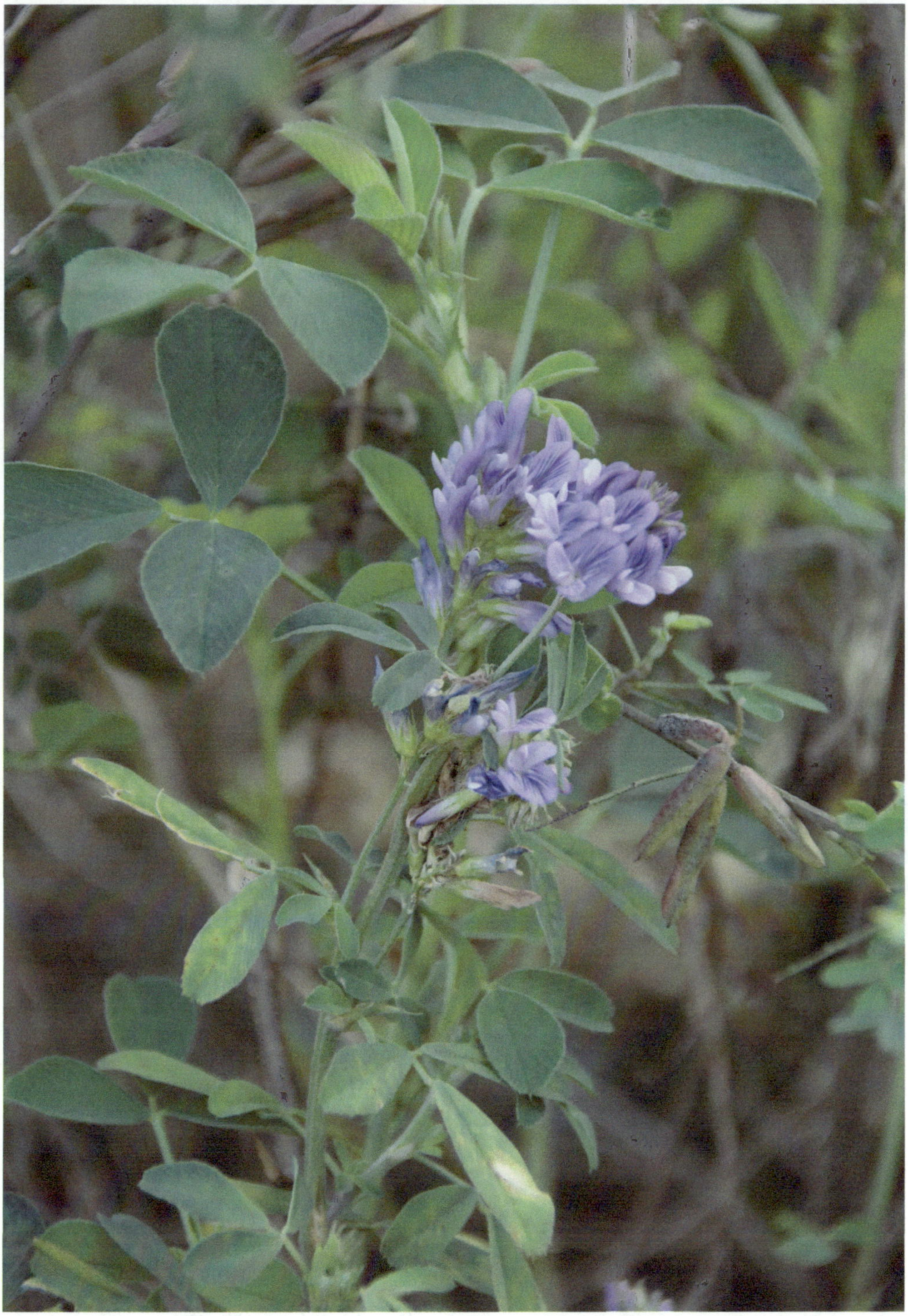

34　奶浆草

【别名】奶浆藤、萝藦。

【来源】萝藦科植物萝藦 *Metaplexis japonica* (Thnub.) Makino。

【形态特征】多年生草质藤本，长达 8 m，折断后有乳白色液汁流出，全体被柔毛。地下茎易繁殖，地上茎常缠绕他物上升。叶对生；叶片卵状心形，全缘，具柄，被细毛。总状花序腋生，具长总花梗；萼片绿色，5 深裂，先端尖；花冠绿白色，内面带淡紫色，5 裂，裂片披针形；雄蕊 5 枚，花药箭形；雌蕊 1 枚，子房上位，花柱 2 枚。蓇葖果呈角状，成熟时淡褐色。种子多数，扁圆形。花期 7—8 月。

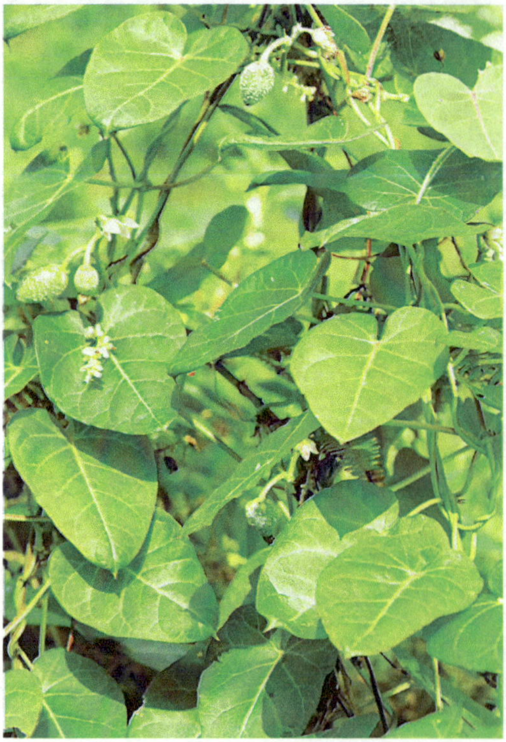

【生境及分布】生于山坡及路旁。分布于我国大部分地区。

【药用部位及采收加工】根或全草。根夏秋季采收，洗净，晒干备用。全草 7—8 月采收，晒干备用或鲜用。

【性味功效】味甘、辛，性平。补益精气，通乳，解毒。

【单方验方】①治吐血虚损：奶浆草、地骨皮、柏子仁、五味子各 20 g，研末，空腹米汤送下。②治产后缺乳：奶浆草 10～15 g，同猪蹄炖服，吃肉喝汤。③治小儿疳积：奶浆草茎叶适量，研末，每次 3～6 g，白糖调服。④治丹毒火盛发热肿痛：鲜奶浆草茎叶适量，捣烂取汁，外敷痛处。

【现代研究】临床上用于治疗急性皮肤细菌感染、小儿消化不良、产后乳汁不下、跌打损伤肿痛、虫蛇咬伤等。

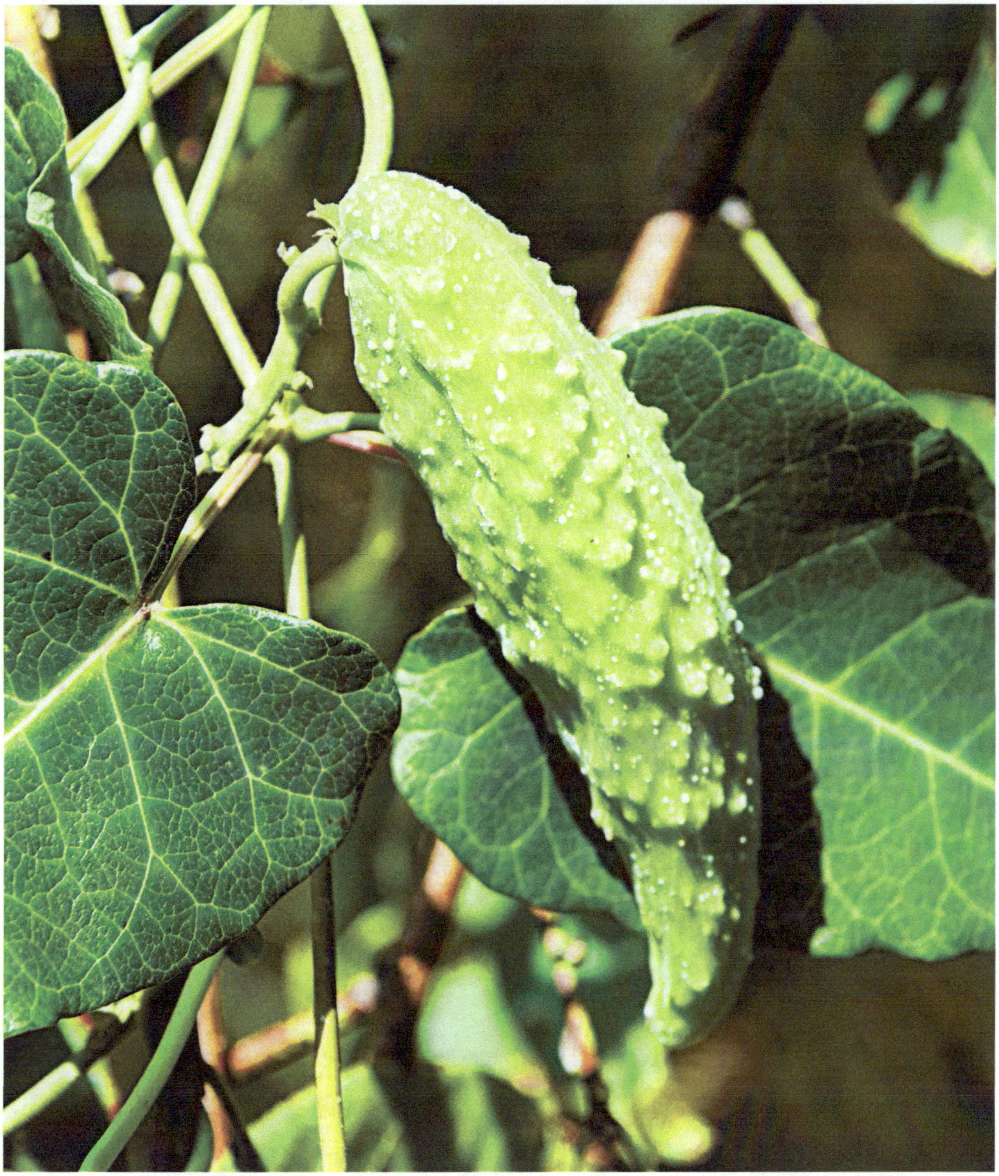

35 南　瓜

【别名】北瓜、倭瓜、饭瓜、番。

【来源】葫芦科植物南瓜 *Cucurbita moschata* (Duch. ex Lam.) Duch. ex Poiret。

【形态特征】一年生蔓生藤本。茎可达 10 m 以上，全体被刚毛。单叶互生；叶片阔卵形、近圆形或心形，先端尖，基部心形，叶缘略呈波状弯曲。花单性，腋生，雌雄同株；花黄色；子房 1 室。果大，扁圆形、长圆形或卵形，果皮暗绿色或绿白相间，成熟时赤褐色；果梗五角形。种子多数，扁平，淡黄白色。花期 6—7 月，果期 8—9 月。

【生境及分布】生于屋边、田地及河滩边。全国各地均有栽培。

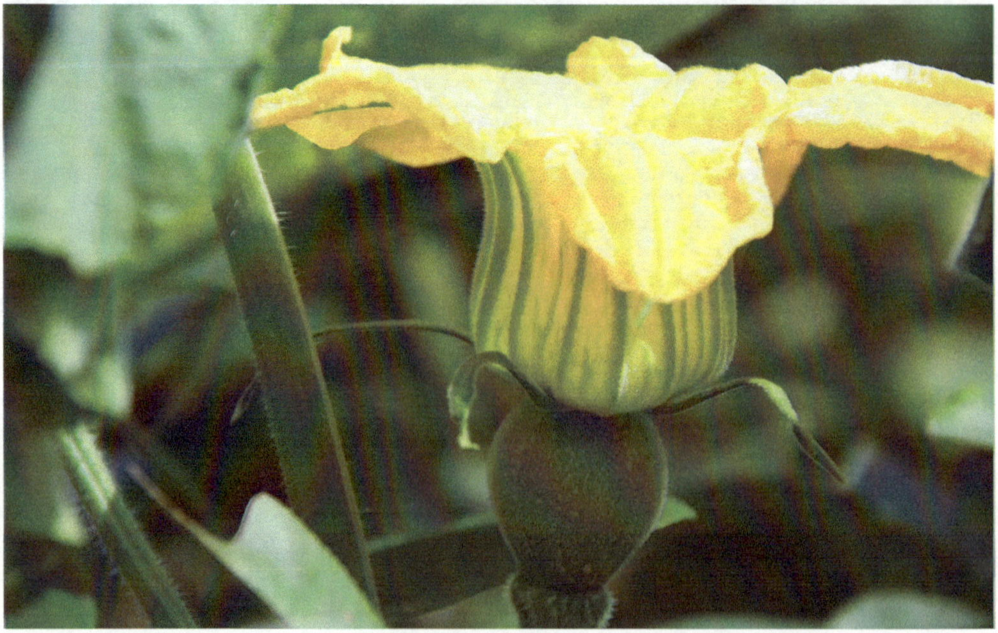

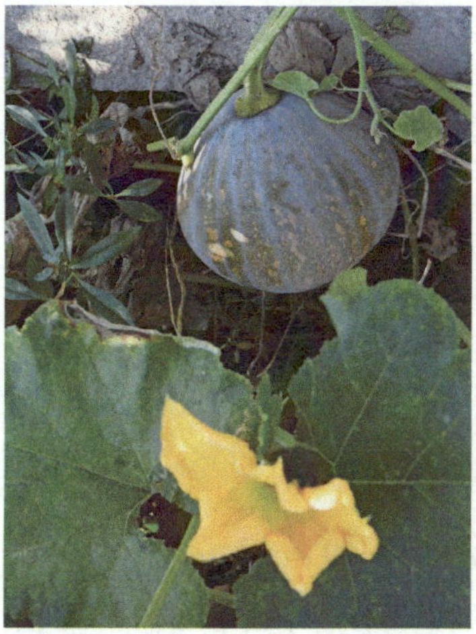 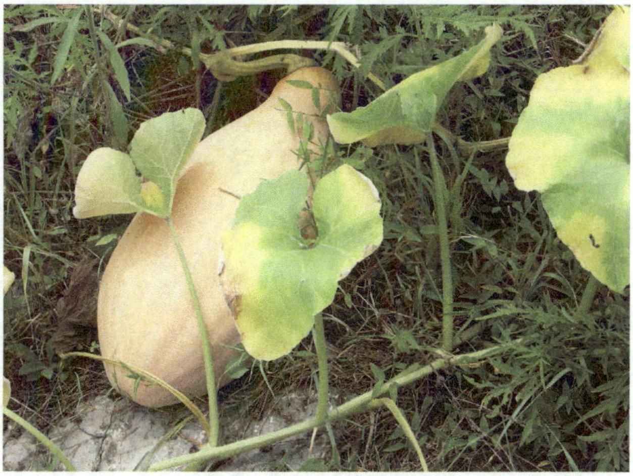

【药用部位及采收加工】果实（南瓜）、种子（南瓜子）。果实于夏秋季果实成熟时采收，鲜用。种子在果实成熟时采摘，除去瓜瓤，收集成熟种子，洗净，晒干备用。

【性味功效】果实：味甘，性温。补中益气，消炎止痛，解毒杀虫。

种子：味甘，性温。杀虫，下乳，利水消肿。

【单方验方】①治消渴：鲜南瓜（连瓤带皮）30～100 g，水煮熟，饮汤食瓜，每日早、晚各1次。②治脾弱气虚：鲜南瓜适量，洗净，去皮，切小块，加红糖、生姜适量，煮粥食。③治火药烧伤或烫火伤：鲜南瓜（带果柄）适量，捣烂取汁，外搽患处。④治鸦片中毒：鲜南瓜适量，捣烂取汁，频灌服。⑤治农药中毒：鲜南瓜、鲜萝卜各等份，捣烂取汁，灌服催吐。⑥治绦虫病：南瓜子、石榴根皮各30 g，水煎服，每日3次。⑦治产后缺乳：南瓜子60 g，研末，红糖适量，开水冲服。⑧治小儿蛔虫：鲜南瓜子50～100 g，每日嚼服，连服2～3日；或用生南瓜子30 g，韭菜叶30 g，竹沥水60 g，开水冲服。

【现代研究】临床上果实用于治疗糖尿病、肺脓疡、烫伤、哮喘、蜂蜇伤等；种子用于治疗绦虫病、血吸虫病、丝虫病、蛔虫病、产后缺乳等。

36　南蛇藤

【别名】大南蛇、南蛇风。

【来源】卫矛科植物南蛇藤 *Celastrus orbiculatus* Thunb.。

【形态特征】落叶攀缘灌木。枝褐色，有多数白色皮孔。单叶互生；叶片近圆形或长椭圆状倒卵形，先端圆，具小尖头或短渐尖，边缘具不规则钝锯齿。聚伞花序腋生，少顶生，雌雄异株，长10～20 cm，下部分枝较上部的长；花梗粗壮，有棱；花小，多而密生，绿白色或黄绿色；雄花萼片钝三角形，花瓣长椭圆形；雌花子房近球形，柱头3～4深裂，裂端再2浅裂。蒴果球形，黄色，成熟时3瓣裂，每瓣有种子1～2粒；假种皮红色。花期4—5月，果期9—10月。

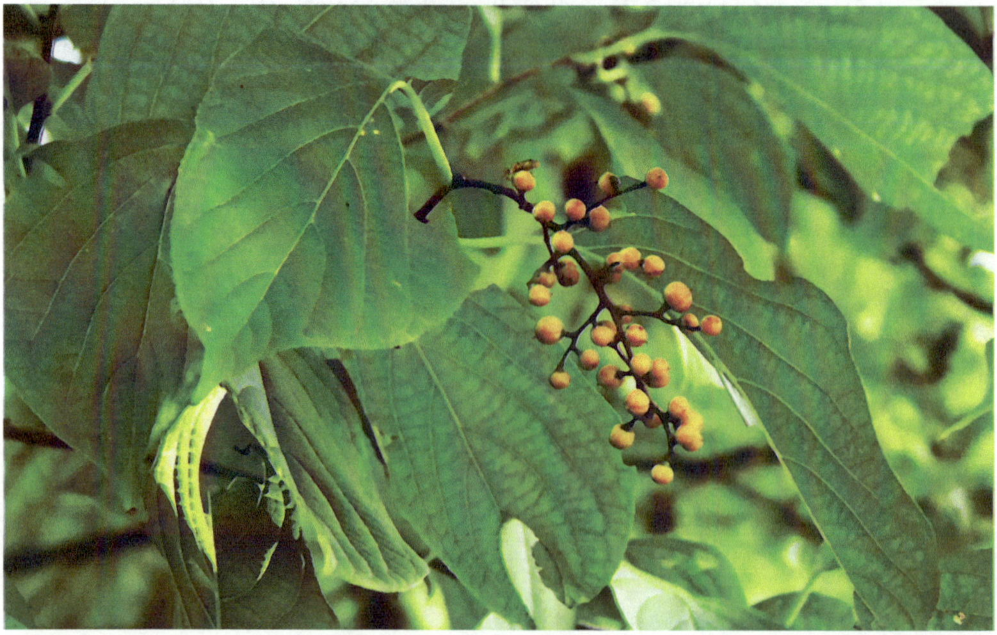

【生境及分布】生于海拔450~2200 m的山坡疏林中。分布于我国大部分地区。

【药用部位及采收加工】藤茎（南蛇藤）、根（南蛇藤根）。藤茎春秋季采收，切段，晒干备用或鲜用。根8—10月采收，洗净，晒干备用或鲜用。

【性味功效】藤茎：味辛，性凉。祛风除湿，活血化瘀。

根：味辛、苦，性平。祛风除湿，活血通经，消肿解毒。

【单方验方】①治风湿痹痛：南蛇藤、水麻柳根各15 g，水煎服；或南蛇藤根30 g，猪蹄1个，水酒各半煎服。②治跌打损伤：南蛇藤、倒触伞、矮陀陀各30 g，泡酒服。③治经闭：南蛇藤、元宝草各10 g，水煎服。④治外伤出血：南蛇藤、大枣各15 g，水煎服；或用南蛇藤叶适量，研末撒于出血处。⑤治跌打损伤：南蛇藤根皮120 g，研末，每次6 g，黄酒送服；或以白酒调药末外搽患处。⑥治肠风便血：南蛇藤根、五味子根各60 g，水煎服，以白糖为引。⑦治闭经、腰痛：南蛇藤根、金樱子根各15 g，水煎服。

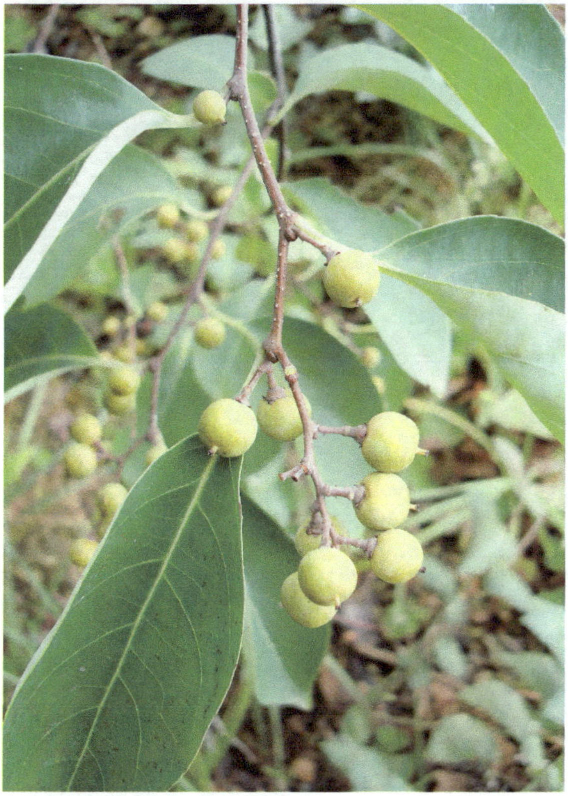

【现代研究】临床上藤茎用于治疗风湿痹痛、小儿惊风、细菌性痢疾、跌打损伤、血小板减少症、闭经、牙痛等；根用于治疗风湿痹痛、跌打肿痛、闭经、头痛、腰痛、疝气肿痛、痈疽、烧烫伤、蛇咬伤、牙痛等。

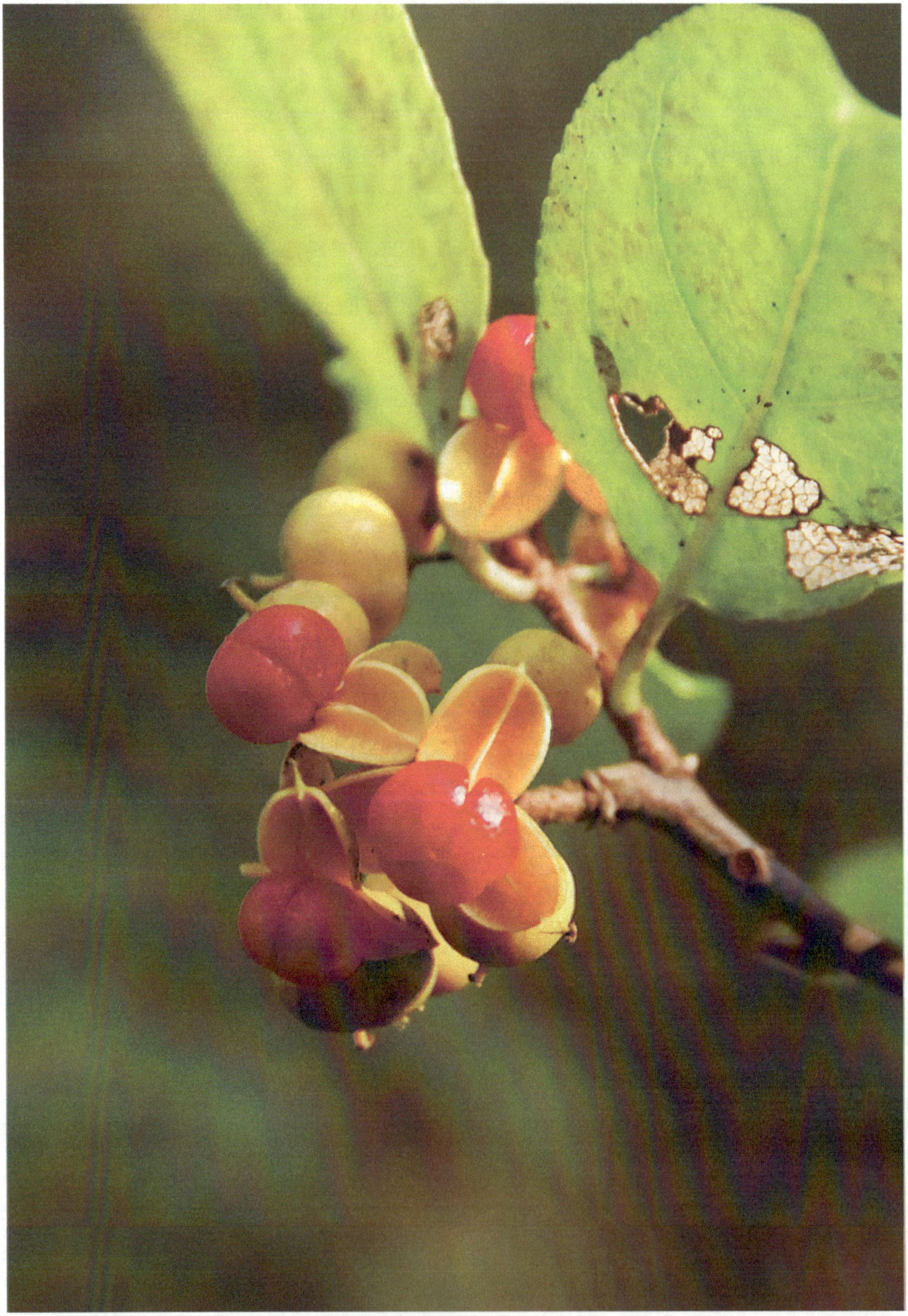

37 南天竹

【别名】白天竹、天竹子、南天烛。

【来源】小檗科植物南天竹 *Nandina domestica* Thunb.。

【形态特征】常绿灌木，高约 2 m。茎直立，分枝少。叶互生。三回羽状复叶；叶轴有关节，基部膨大；各级羽片对生。小叶片卵状椭圆形或椭圆形。圆锥花序顶生，花小，多数。萼片与花瓣共 6 轮，每轮 3 片，外轮小（紫白色），向内渐大（白色）。浆果圆球形，成熟时红色。花期 3—6 月，果期 5—11 月。

【生境及分布】生长于海拔 1200 m 以下的疏林下、灌丛中。分布于陕西、江苏、安徽、浙江、江西、福建、湖南、湖北、广东、广西、贵州、云南、四川等地。

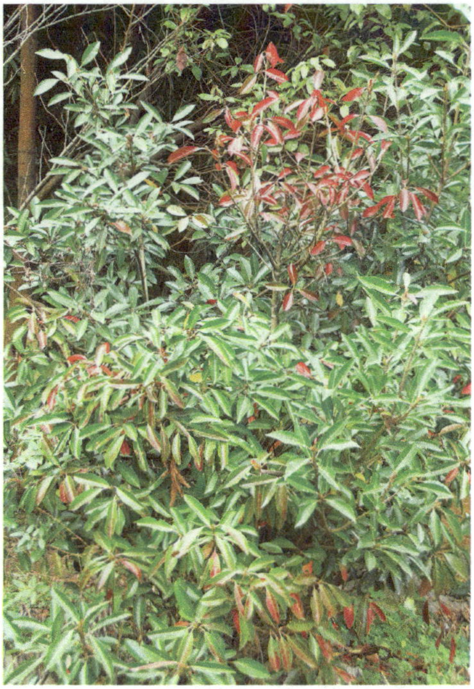

【药用部位及采收加工】果实（南天竹子）、根（南天竹根）、茎叶（南天竹叶）。果实于秋季果实成熟时至次年春季采收，剪取果枝，摘取果实，晒干备用。根 9—10 月采收，去泥土及杂质，晒干备用或鲜用。茎叶全年均可采收，洗净，除去杂质，晒干备用。

【性味功效】果实：味酸、甘，性平。敛肺止咳，平喘。

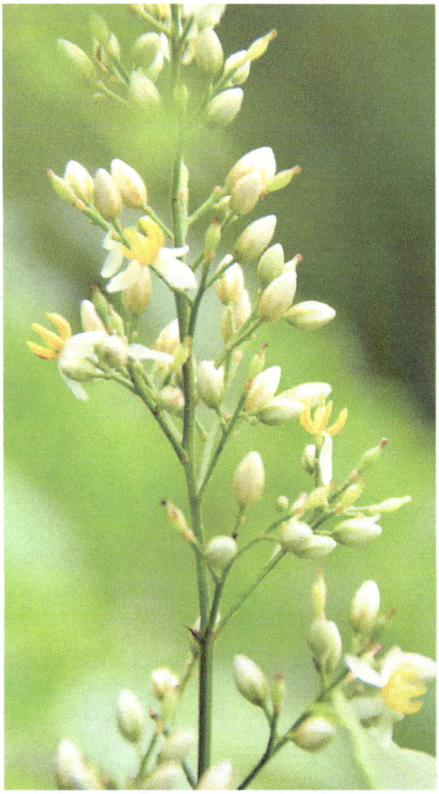

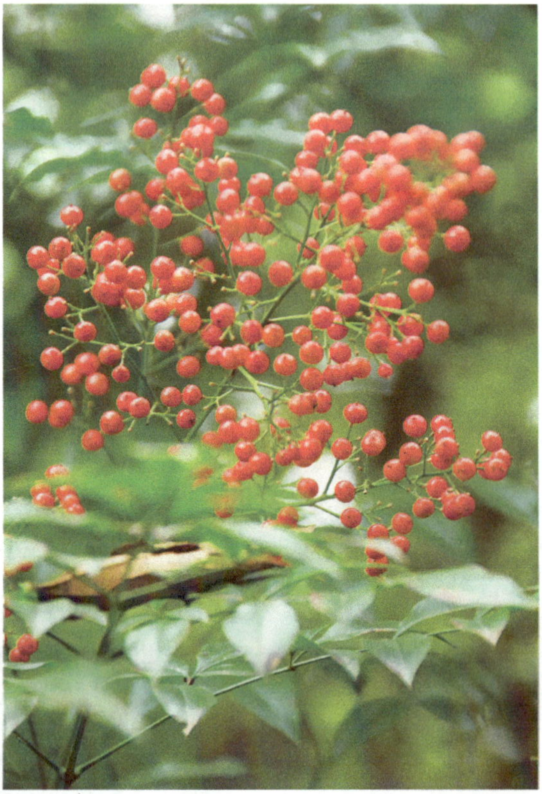

根：味苦，性寒。清热，镇咳，除湿，解毒。有小毒。

茎叶：味苦，性寒。清热利湿，泻火，解毒。

【单方验方】①治咳喘：南天竹子 10 g，水煎服。②治百日咳：南天竹子 9～15 g，酌加冰糖、水炖，饭后服，每日 2 次。③治肺热咳嗽：鲜南天竹根 30 g，鲜枇杷叶 30 g，水煎服。④治湿热黄疸：鲜南天竹根 30～60 g，水煎服。⑤治食积腹泻：南天竹根 60 g，炒麦芽 30 g，水煎服，每日 2 次。⑥治尿路感染：南天竹叶、车前草各 15 g，木通、萹蓄各 9 g，水煎服。⑦治风热目赤肿痛：南天竹叶适量，水煎洗。⑧治疮毒：南天竹鲜叶，捣烂外敷。

【现代研究】临床上果实用于治疗支气管哮喘、百日咳、痈疽；根用于治疗关节红肿疼痛、感冒咳嗽、消化不良等；茎叶用于治疗烧烫伤、尿路感染、急性结膜炎、疟疾、皮肤红肿等。

38　南五味子

【别名】红铃子。

【来源】木兰科华中五味子 *Schisandra sphenanthera* Rehd. et Wils.。

【形态特征】落叶木质藤本，全株无毛，很少在叶下面叶脉上被稀疏细柔毛。小枝圆柱形，红褐色，无毛。叶椭圆形、倒卵形或卵状披针形，先端渐尖，基部楔形或近圆形，边缘有疏锯齿；下面苍白色，无毛。花单生于叶腋，黄绿色；花被片 5~9 片；雄蕊 10~15 枚，花药楔形或倒卵形；雌蕊群近球形。聚合果卵状球形，红色，肉质。花期 4—7 月，果期 7—9 月。

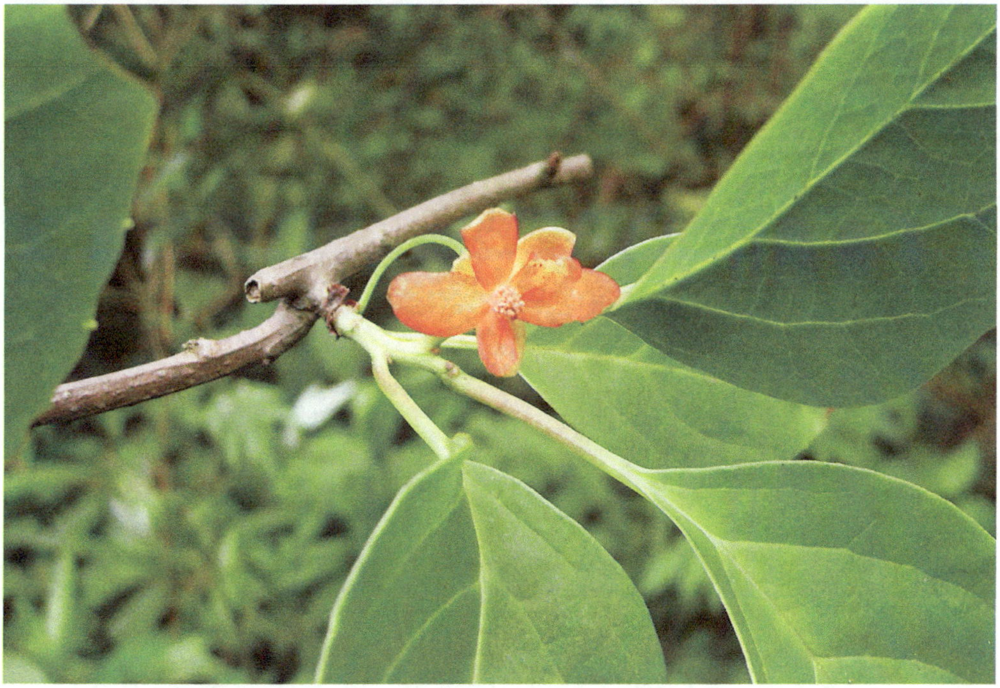

【生境及分布】生于海拔 600 ~ 3000 m 的湿润小坡边或灌丛中。分布于陕西、山西、河南、安徽、江西、湖北、四川、云南、贵州、广西等地。

【药用部位及采收加工】成熟果实。8 月下旬至 10 月上旬，果实呈紫红色时，随熟随采，晒干或阴干备用。

【性味功效】味酸、甘，性温。收敛固涩，益气生津，补肾宁心。

【单方验方】①治肺虚久咳：南五味子 12 ~ 15 g，研末，蜂蜜水冲服。②治肺肾两虚喘咳：南五味子、山茱萸、熟地黄、山药各等份，炼蜜为丸（如梧桐子大），每次服 6 ~ 8 丸，每日服 2 ~ 3 次。③治热伤气阴所致的心悸、脉虚、口渴、汗多：人参 5 g，南五味子、麦冬各 10 g，水煎服。④治自汗、盗汗：南五味子、麻黄根、牡蛎、霜桑叶各 10 g，水煎服；或共研为末，扑于皮肤。

【现代研究】临床上用于治疗慢性支气管炎咳嗽，体虚汗多，发热口渴、体倦，肺结核咳嗽、咯血，等等。

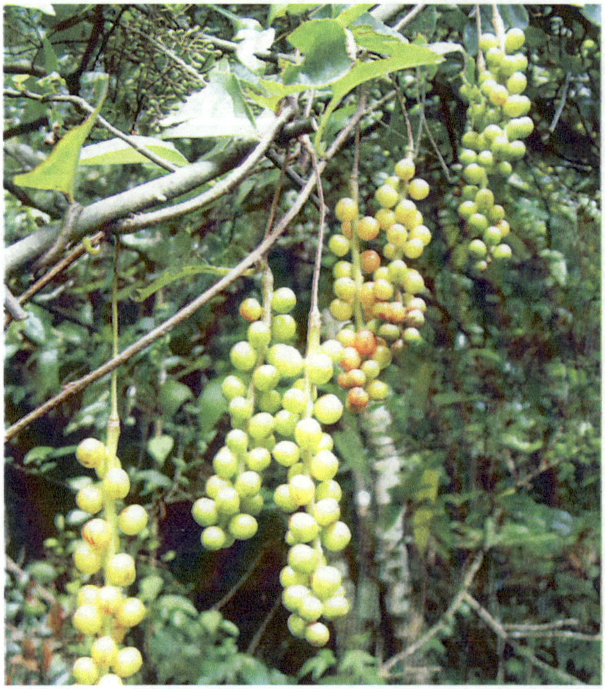

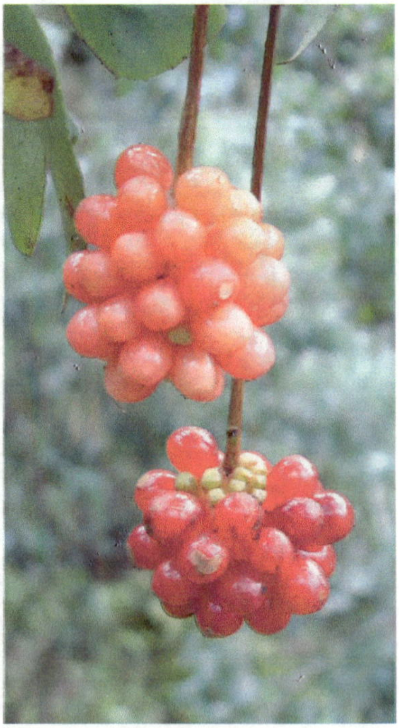

39 楠

【别名】雅楠、桢楠。

【来源】樟科植物楠木 *Phoebe zhennan* S. K. Lee et F. N. Wei。

【形态特征】常绿大乔木，高可达 30 m。幼枝有棱，被黄褐色或灰褐色柔毛；二年生枝黑褐色，无毛。叶片长圆形、长圆状倒披针形或窄椭圆形，长 7 ~ 11 cm、宽 2.5 ~ 4 cm，先端渐尖，基部楔形；上面有光泽，中脉上被柔毛，下面被短柔毛；叶柄纤细，初被黄褐色柔毛。圆锥花序腋生，被短柔毛，长 6 ~ 12 cm；花被片 6 片；发育雄蕊 9 枚，花药 4 室；雌蕊无毛，子房近球形。果序被毛；核果椭圆形或椭圆状卵圆形，成熟时黑色。花期 4—5 月，果期 9—10 月。

【生境及分布】生长于海拔 1500 m 以下的阔叶林中。有栽培。分布于四川、贵州、湖北、湖南、云南、广西等地。

【药用部位及采收加工】木材（楠木）、树皮（楠木皮）。木材全年可采，晒干备用。树皮全年可采，洗净，切段，晒干备用。

【性味功效】木材：味苦，性温。散寒化浊，利水消肿。微毒。

树皮：味苦，性温。暖胃和中，降逆。

【单方验方】①治霍乱心腹胀痛、吐下不止：楠木 20 ~ 30 g，加水 1000 mL，水煎服。②治水肿自足起：楠木、桐木各 20 g，水煎取汁，渍足，另取少许煎液饮。③治聤耳脓水不断：楠木 50 g（烧灰），胭脂花 30 g，细研为散，纳于耳中。④治霍乱吐泻转筋：楠木皮适量，水煎洗。

【现代研究】临床上用于治疗夏秋季腹泻、水肿、化脓性中耳炎等。

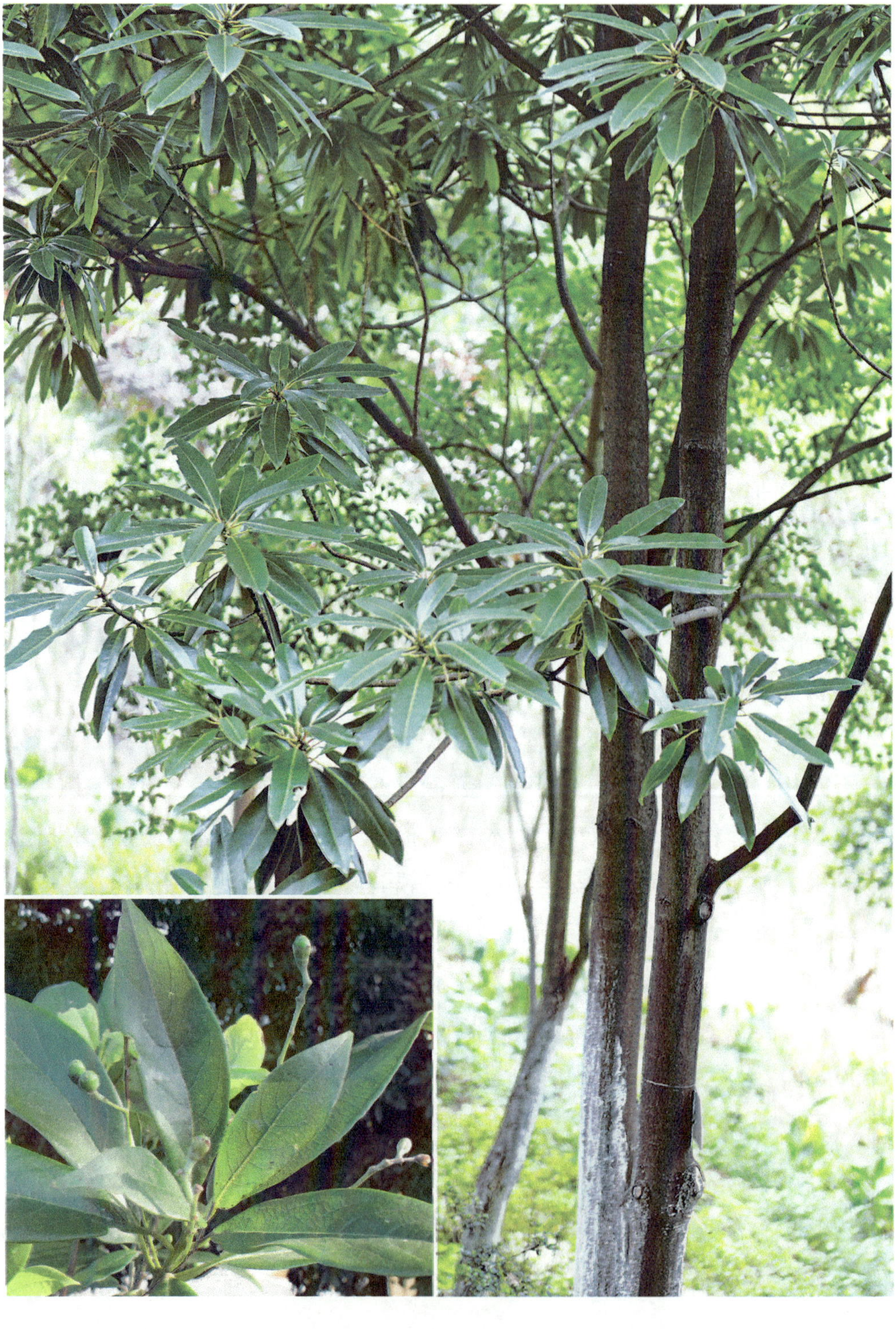

40　闹羊花

【别名】黄杜鹃。

【来源】杜鹃花科植物羊踯躅 *Rhododendron molle* (Bl.) G. Don。

【形态特征】落叶灌木，高 0.5 ~ 2 m。老枝光滑，带褐色；幼枝有短柔毛。单叶互生，叶柄短；叶片椭圆形至椭圆状倒披针形，先端钝具短尖头，基部楔形，边缘具微向上弯的刚毛；幼时下面密被灰白色短柔毛。总状花序顶生，先花后叶或花叶同期；花金黄色；花冠漏斗状，先端 5 裂，裂片椭圆状至卵形。蒴果长椭圆形，成熟时深褐色。花期 3—5 月，果期 7—8 月。

【生境及分布】生于海拔 1000 m 以下的丘陵地带或山坡草地的灌丛中。分布于江苏、安徽、浙江、江西、福建、河南、广西、广东、四川、贵州、云南等地。

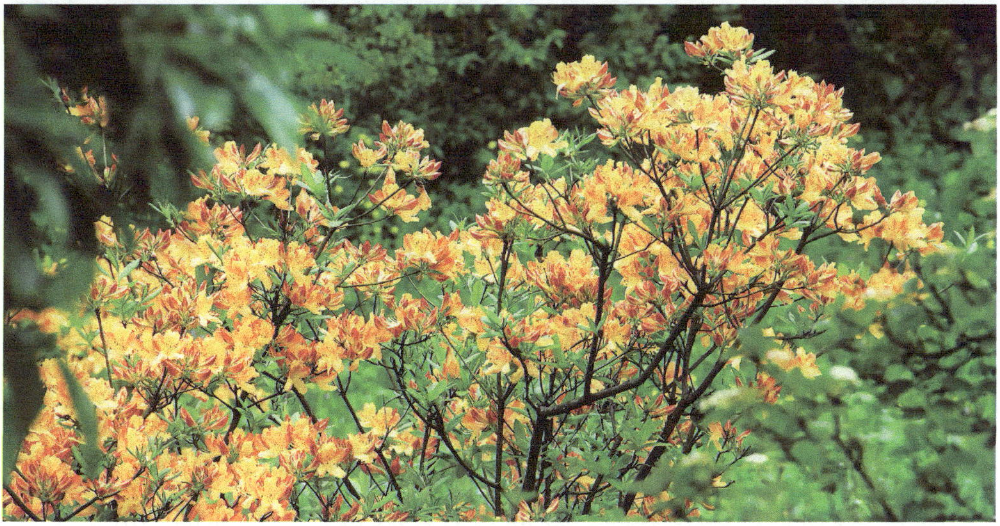

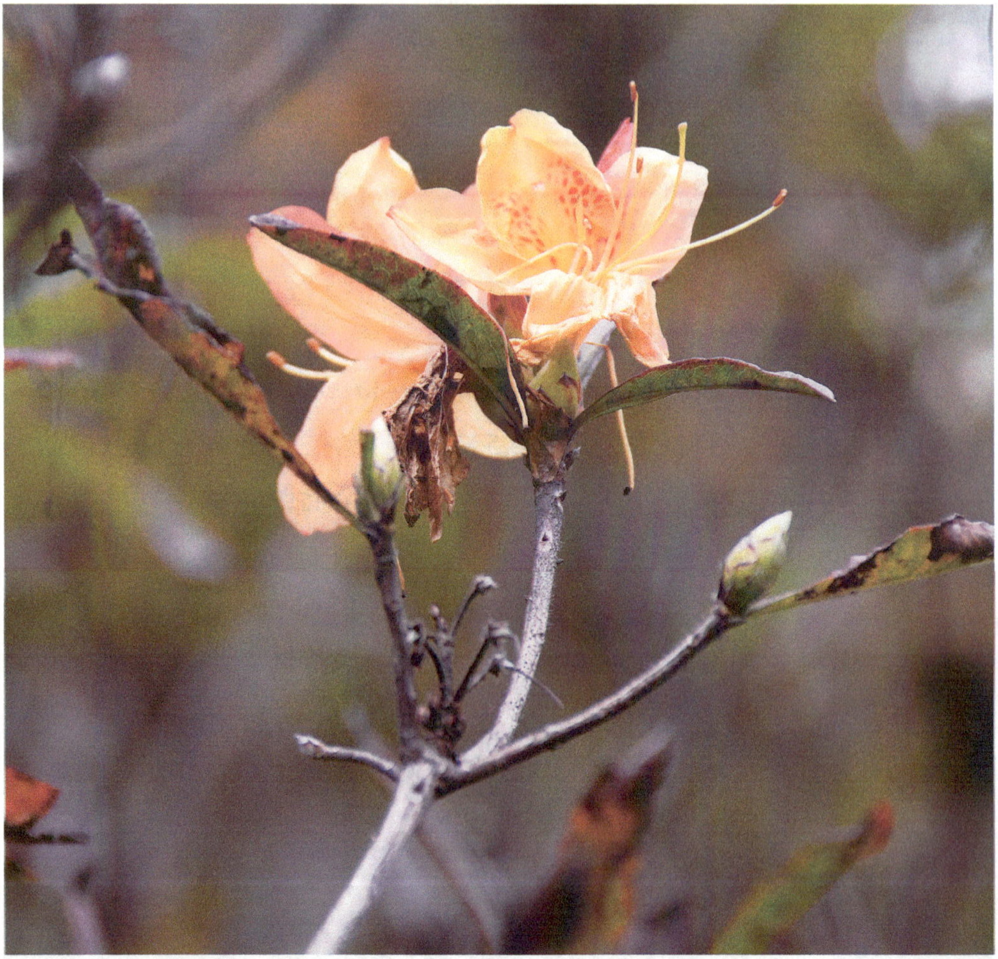

【药用部位及采收加工】花。3—5 月花开前期或花初开时，选择晴天分批采摘，采后立即晒干备用。

【性味功效】味辛、苦，性温。祛风除湿，散瘀止痛。有大毒。

【单方验方】①治跌打损伤肿痛：闹羊花适量，捣烂外敷。②治偏头痛：鲜闹羊花适量，捣烂，敷后脑勺或痛处。③治皮肤顽癣：鲜闹羊花适量，捣烂敷患处。④治风痰流注疼痛：闹羊花、天南星各适量，研末，用醋调敷患处。

【现代研究】临床上用于治疗神经性头痛、跌打损伤、肌肉痛、神经痛、癫痫、风湿关节痛、牙痛、心律失常，以及辅助麻醉。

41 牛　蒡

【别名】恶实、大力子。

【来源】菊科植物牛蒡 *Arctium lappa* L.。

【形态特征】二年生草本。上部多分枝。基生叶丛生，茎生叶互生；叶大，有长柄，叶柄上面有纵沟；叶片广卵形或心形，先端钝圆或具有小尖，基部心形，边缘稍带波状凹齿；叶上面深绿色，叶下面密生灰白色短柔毛。头状花序丛生，排列成伞房状；管状花小，两性，红紫色；花冠先端5浅裂；雄蕊5枚，花丝分离；子房椭圆形，下位。瘦果倒长卵形或偏斜倒长卵形，灰褐色。花果期6—9月。

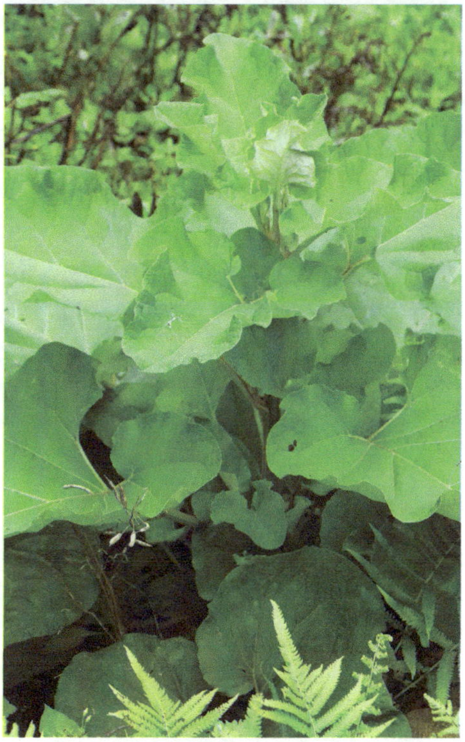

【生境及分布】生于山坡、草地、路旁。有栽培。分布于我国大部分地区。

【药用部位及采收加工】果实（牛蒡子）、根（牛蒡根）。果实于7—8月果实呈灰褐色时分批采摘，堆放2～3天，暴晒，脱粒，再晒至全干备用。根于10月采收，采挖生长2年以上的根，洗净，晒干备用或鲜用。

【性味功效】果实：味辛、苦，性寒。疏散风热，宣肺透疹，解毒利咽。

根：味苦、甘，性凉。疏风热，消毒肿。

【单方验方】①治风热咽痛：牛蒡子 9 g，板蓝根 15 g，桔梗 6 g，薄荷、甘草各 3 g，水煎服。②治麻疹不透：牛蒡子、葛根各 6 g，蝉蜕、薄荷、荆芥各 3 g，水煎服。③治感冒发热、口渴：牛蒡子、薄荷各 10 g，金银花、连翘各 12 g，淡竹叶 6 g，鲜芦根 15 g，水煎服，每日 2 次。④治小儿咽肿：鲜牛蒡根适量，捣烂取汁，缓慢下咽。⑤治头面热肿痛：牛蒡根适量，洗净研烂，酒煎成膏，摊纸上，贴肿处。⑥治疮肿：牛蒡根 3 根，洗净煮烂，研细，去筋，煮粥食，服用 1 碗。

【现代研究】临床上果实用于治疗感冒、咽喉肿痛、麻疹不透、面神经麻痹，以及预防猩红热；根用于治疗感冒、头痛、咳嗽、咽喉肿痛、齿龈肿痛、风湿病、痈疖恶疮、痔疮等。

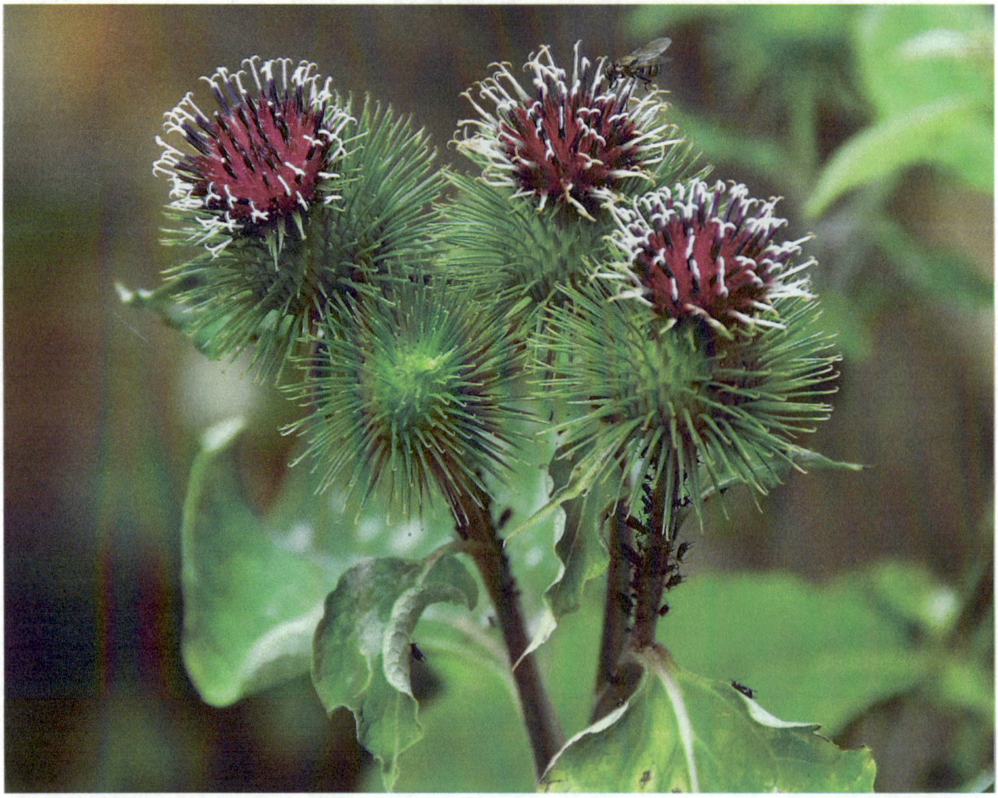

42　牛皮消

【别名】白首乌、隔山消。

【来源】萝藦科植物牛皮消 *Cynonchum auriculatum* Royle ex Wight。

【形态特征】蔓性半灌木。全株具乳液。根肥厚，类圆柱形，表面黑褐色，断面白色。茎被微柔毛。叶对生；叶片心形至卵状心形，先端短渐尖，基部深心形，全缘。聚伞形花序伞房状，腋生。花萼5裂，裂片反折；花冠辐状，5深裂；雄蕊5枚；雌蕊由离生的2枚心皮组成，柱头先端2裂。蓇葖果双生。种子有狭翼，种毛白色。花期6—9月，果期7—11月。

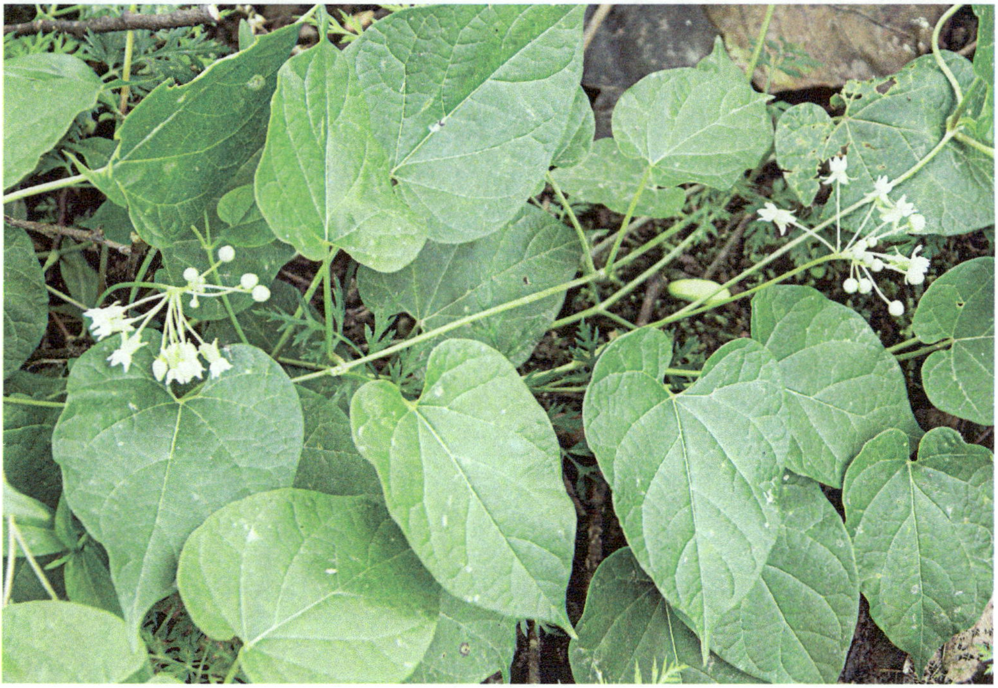

【生境及分布】生于山坡林缘及路旁的灌丛中，或河流、水沟边的潮湿地。有栽培。分布于我国大部分地区。

【药用部位及采收加工】块根。春初或秋季采挖块根，洗净泥土，除去残茎和须根，晒干备用或鲜用。

【性味功效】味甘、苦，性平。补肝肾，强筋骨，益精血，健脾消食，解毒疗疮。

【单方验方】①治腰痛、关节不利：牛皮消 15 g，牛膝、补骨脂各 6 g，菟丝子、枸杞子各 9 g，水煎服。②治小儿消化不良：牛皮消、糯米藤、鸡屎藤各等份，研末，每次取 9 g，加米粉 18 g，蒸熟食。③治胃气痛：牛皮消 6 g，万年荞 3 g，研末，每次 3 g，水送服。④治痢疾腹痛：牛皮消、蒲公英各 12 g，水煎服。

【现代研究】临床上用于治疗腰膝酸痛、头晕耳鸣、消化不良、产后乳少、疮痈肿毒、蛇咬伤等。

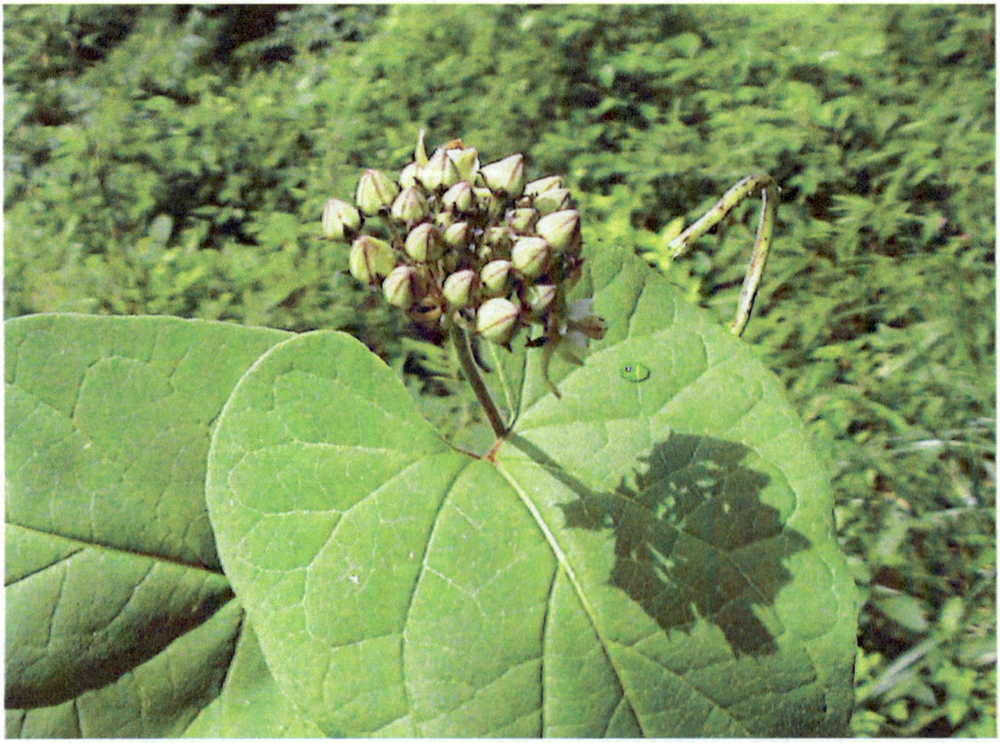

43 糯　稻

【别名】糯稻须根、糯米。

【来源】禾本科植物糯稻 *Oryza sativa* L. var. *glutinosa* Matsum.。

【形态特征】一年生草本。秆直立，丛生，高约 1 m。叶鞘无毛，下部者长于节间；叶舌膜质而较硬，披针形，基部两侧下延与叶鞘边缘相结合，幼时具明显的叶耳；叶片扁平，披针形至条状披针形。圆锥花序排列疏松，成熟时向下弯曲，粗糙；小穗长圆形，两侧压扁，具 3 朵小花；颖极度退化，在小穗柄先端留下半月形的痕迹；退化外稃长 3 ~ 4 mm，外稃有 5 条脉，常具细毛，有芒或无芒；内稃有 3 条脉；鳞被 2 片，卵圆形；雄蕊 6 枚；花柱 2 枚，柱头自小花两侧伸出。颖果光滑。花果期 6—10 月。

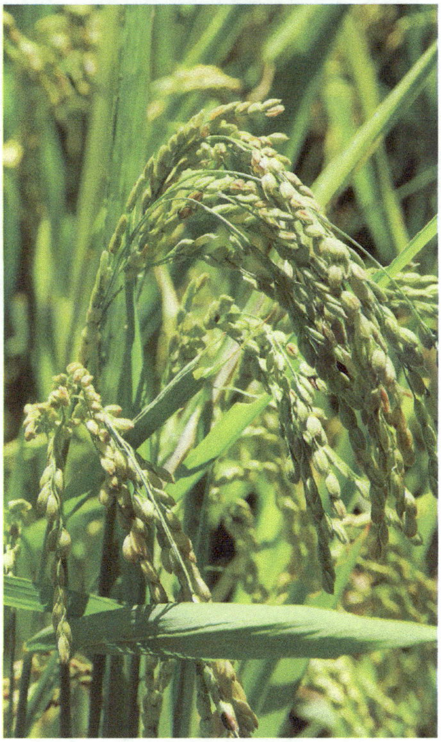

【生境及分布】我国各地适宜生长区均有栽培。

【药用部位及采收加工】根茎及根（糯稻根）、种仁（糯米）。根茎及根夏秋季采收，除去残茎，洗净，晒干备用。种仁于秋季果实成熟时采收，除去稻壳，取出种仁，晒干备用。

【性味功效】根茎及根：甘，凉。益胃生津，止虚汗，退虚热。

种仁：甘，温。补中益气。

【单方验方】①治消渴：糯米、桑白皮各 15 g，水煎，口渴时饮用，不拘时。②治自汗、盗汗：糯米、小麦各等份，同炒研末，取 10 g，米汤送服。③治虚劳体弱：糯米适量，置猪肚中蒸熟，取出糯米，制成丸子，日日服之。④治阴虚发热：糯稻根、生地黄、麦冬、地骨皮各 12 g，水煎服。⑤治自汗、盗汗：糯稻根、浮小麦、黄芪各 15 g，水煎服。

【现代研究】临床上根茎及根用于治疗肝炎、丝虫病、鼻出血等；种仁用于治疗慢性肝炎、慢性胃炎、十二指肠溃疡病、神经衰弱、产后痢疾、贫血、消化不良等。

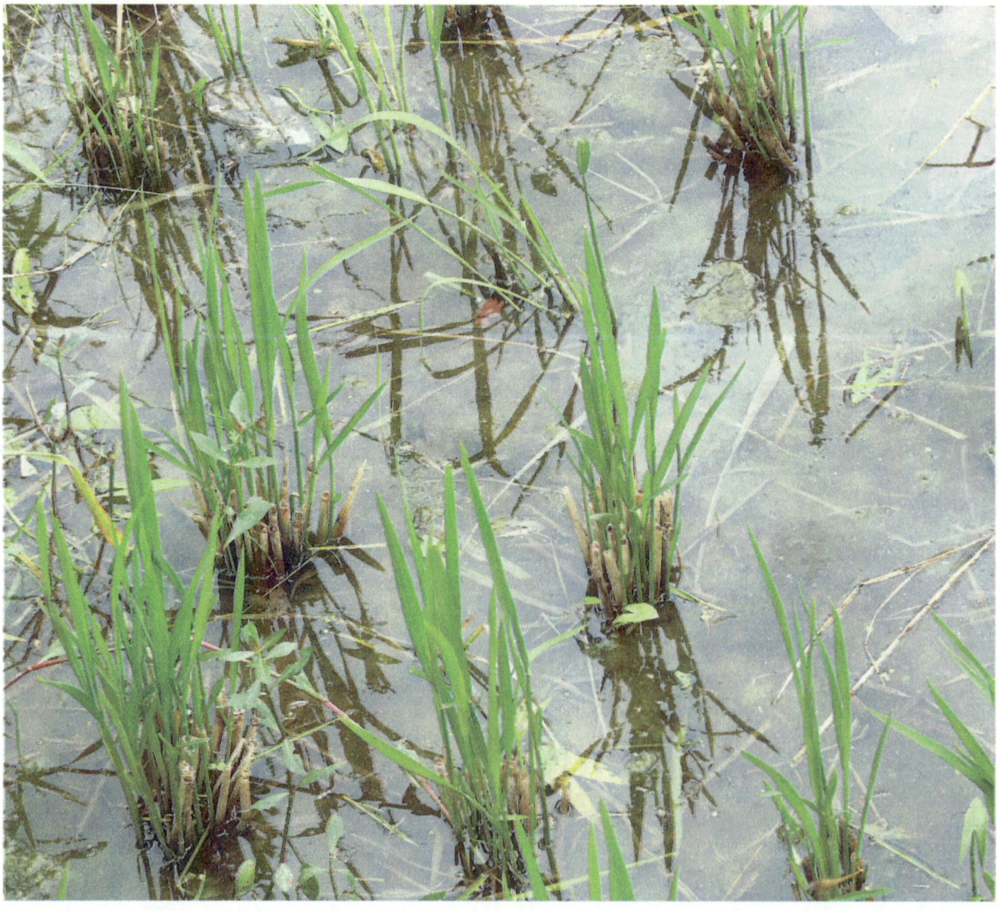

44 糯米藤

【别名】糯米团、糯米草。

【来源】荨麻科植物糯米团 *Gonostegia hirta* (Bl.) Miq.。

【形态特征】多年生草本，直立或倾斜，通常有刚毛。主根粗壮肥大，圆锥形。叶片椭圆状披针形，先端钝尖或渐尖，基部圆形至近心形，全缘；叶下面沿脉有疏毛或无毛，上面粗糙或有刚毛。花小，通常两性，有时单性，簇生于叶腋，黄绿色，雌雄同株。雄花花被片3~5片，背面有毛，形成环状，环上有刚毛；雄蕊5枚。雌花花萼筒状，柱头钻形。瘦果阔卵形，先端尖，纵棱凸起，黑色，光滑。花期7—9月。

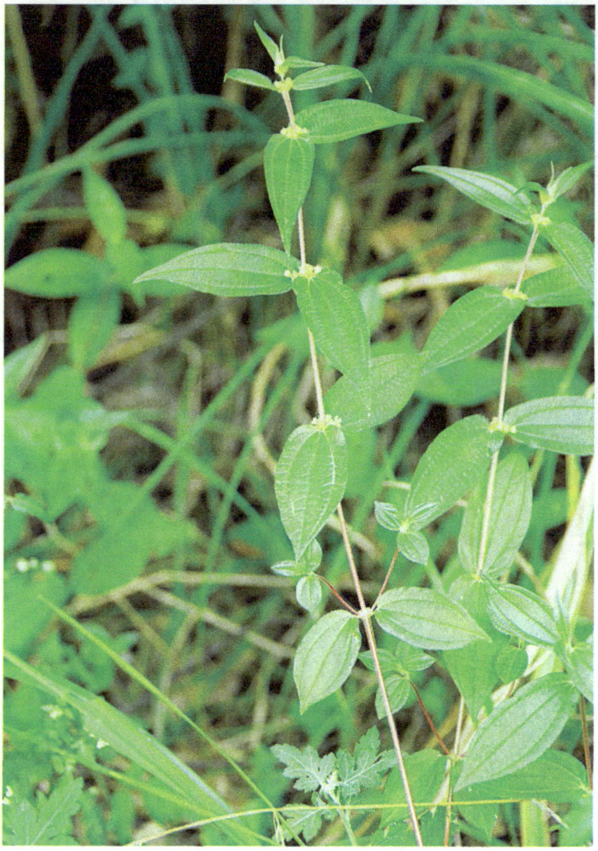

【生境及分布】生于溪谷林下阴湿处、水沟边。分布于西藏东南部、云南、陕西南部、河南等地。

【药用部位及采收加工】茎叶或全草。全年可采，晒干备用或鲜用。

【性味功效】味甘、苦，性凉。清热解毒，健脾，止血。

【单方验方】①治湿热带下：鲜糯米藤 30 ~ 60 g，水煎服。②治小儿积食胀满：糯米藤根 30 g，水煎服。③治对口疮：鲜糯米藤叶适量，捣烂，加食盐少量，外敷患处。④治外伤出血肿痛：鲜糯米藤叶适量，捣烂外敷患处。

【现代研究】临床上用于治疗小儿消化不良、外伤出血肿痛、血管神经性水肿、下肢慢性溃疡、月经不调、细菌性痢疾等。

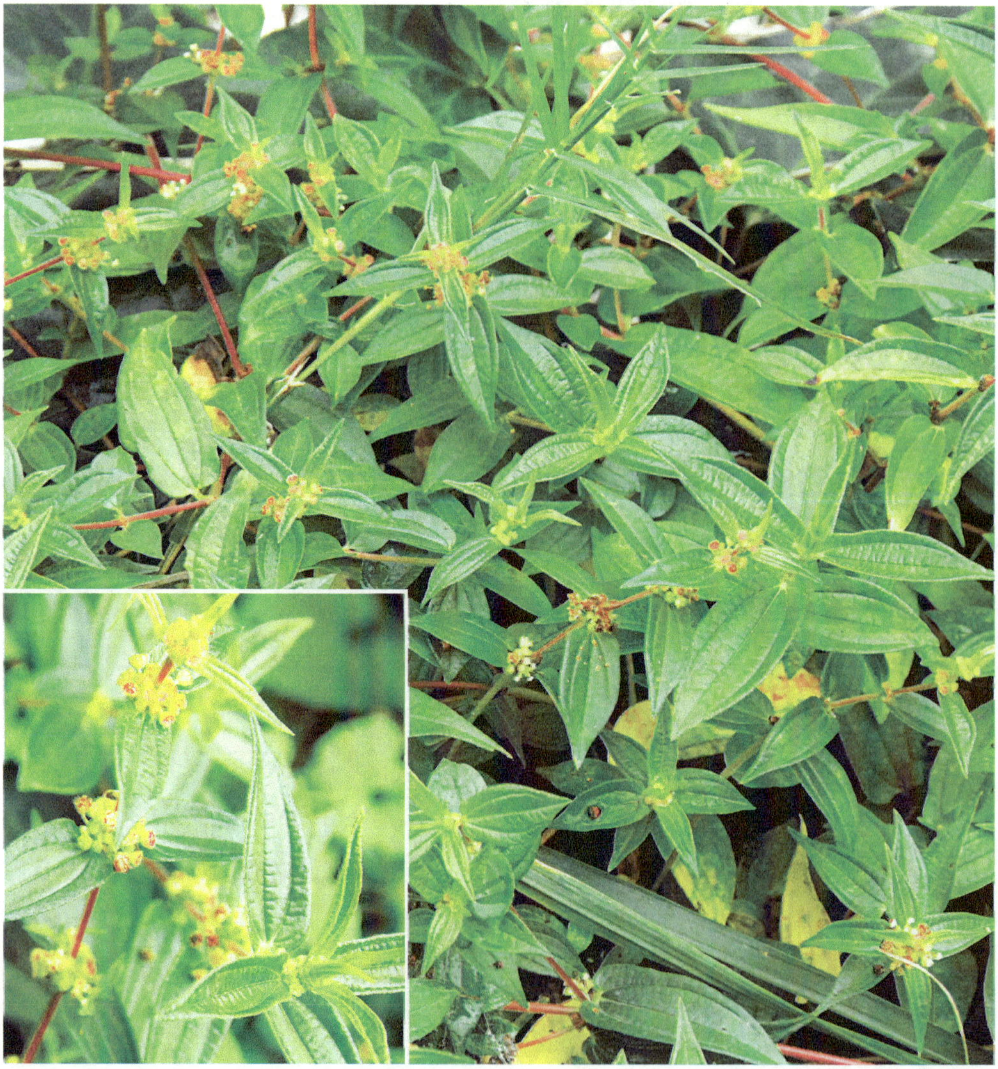

45 女 萎

【别名】蔓楚、木通草、穿山藤。

【来源】毛茛科植物女萎 *Clematis apiifolia* DC.。

【形态特征】落叶攀缘藤本。茎近方形，紫色，被白色柔毛。三出复叶对生。小叶卵形，中间小叶较大；小叶叶片先端渐尖，基部圆形，边缘中部以上具缺刻状钝齿，中部以下全缘；两面均被柔毛；叶柄细长。聚伞花序圆锥形；花白色；萼片 4 片；雄蕊多数，花药较花丝短，黄色；心皮多数。瘦果狭卵圆形。花期 7—9 月。

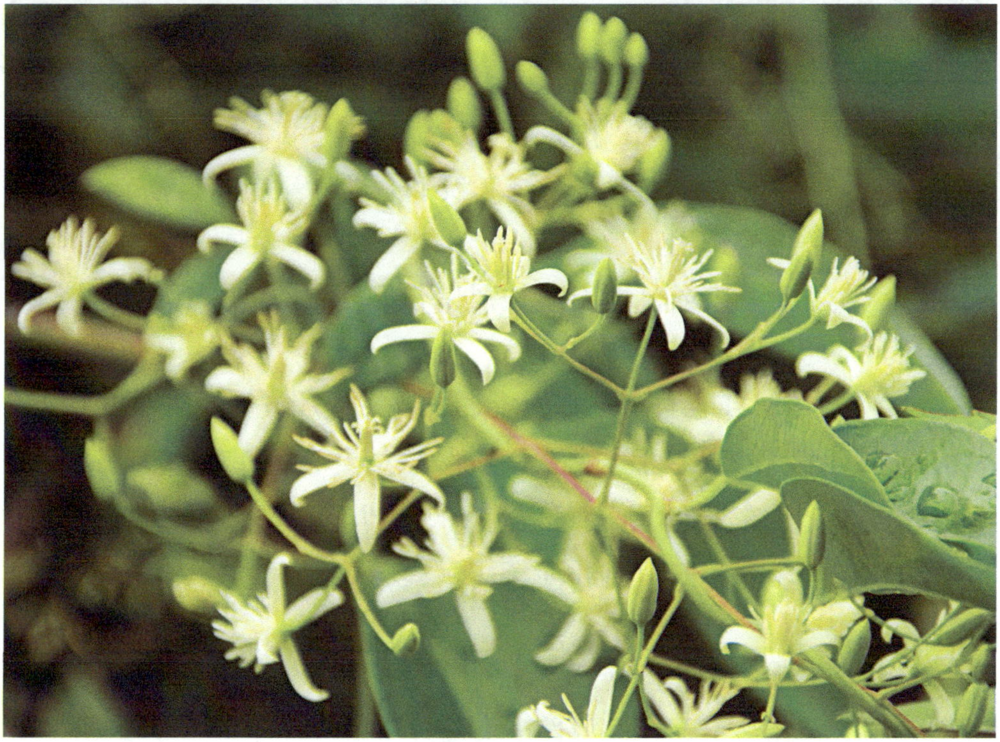

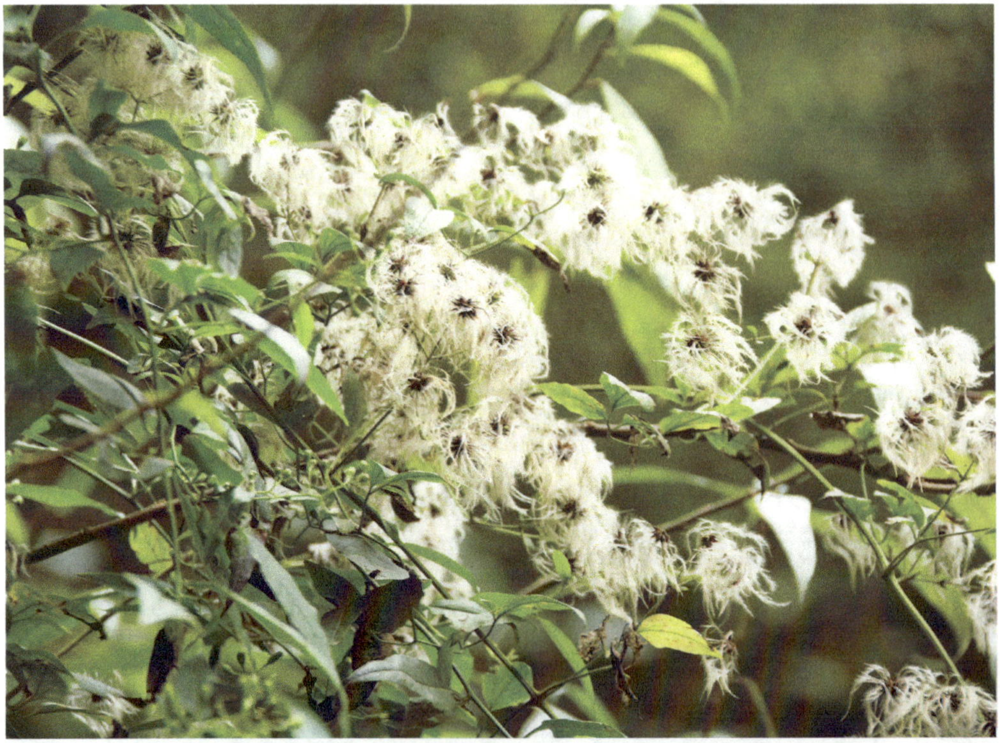

【生境及分布】生于山野。有栽培。分布于湖南、安徽、江苏、浙江、江西、福建、台湾、广东、广西、云南、贵州等地。

【药用部位及采收加工】藤茎。秋季开花时采收带叶藤茎，扎成小把，晒干备用或鲜用。

【性味功效】味辛，性温。祛风除湿，温中理气，利尿，消食。有小毒。

【单方验方】①治筋骨疼痛：女萎 15 g，千斤拔 15 g，路边荆 9 g，老钩藤 6 g，水煎服。②治小儿虚冷脱肛：女萎 100~150 g，烧熏肛周。③治乳汁不下：女萎 30 g，通草 6 g，沙参 9 g，炖猪脚食。④治漆疮皮肤瘙痒：鲜女萎茎叶适量，加食盐捣烂敷患处；或取茎叶煎汤熏洗患处。

【现代研究】临床上用于治疗风湿性关节炎、跌打损伤、小儿久泻脱肛、产后乳汁不下、过敏性皮炎瘙痒等。

46 女 贞

【别名】青蜡树、蜡树、大叶女贞。

【来源】木樨科植物女贞 *Ligustrum lucidum* W. T. Aiton。

【形态特征】常绿灌木或乔木，高可达 25 m。树皮灰褐色；枝黄褐色、灰色或紫红色，圆柱形，疏生圆形或长圆形皮孔。单叶对生；叶柄具沟；叶片革质，卵形、宽卵形、椭圆形或卵状披针形，先端锐尖至渐尖，基部圆形或宽楔形。圆锥花序顶生；花近无梗；花萼无毛；花冠裂片反折；雄蕊和花冠裂片略等长；花柱柱头棒状。核果肾形或近肾形，深蓝黑色，被白粉。花期 5—7 月，果期 7 月至翌年 5 月。

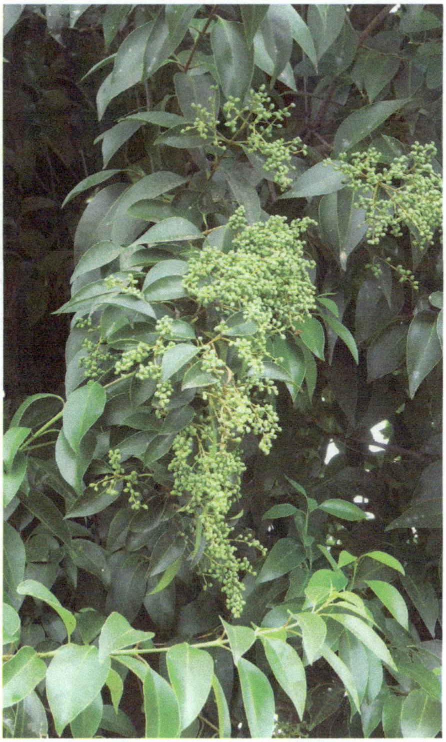

【生境及分布】生于疏林或密林中。有栽种。分布于我国长江流域以南各地区，以及陕西、甘肃等地。

【药用部位及采收加工】果实（女贞子）、叶（女贞叶）。果实于每年果实变黑而有白粉时采收，除去梗、叶及其他杂质，晒干或置热水中烫后晒干备用或鲜用。叶全年可采收，除去梗、杂质，晒干备用。

【性味功效】果实：味甘、苦，性凉。滋补肝肾，明目。

叶：味苦，性凉。清热明目，解

毒散瘀，消肿止咳。

【单方验方】①治脱发：女贞子、何首乌、菟丝子、当归各 10 g，水煎服。②治体倦、多汗、失眠：女贞子、旱莲草、地骨皮各 15～30 g，水煎服。③治风热赤眼：鲜女贞子适量，捣烂取汁熬膏，点眼；或黄连 100 g，冬青叶 200 g，水浸 3 个日夜，取液熬膏，点眼。④治口疮：女贞子 9 g，金银花 12 g，水煎服。⑤治水火烫伤：女贞叶 15 g，虎杖 30 g，研细末，菜油或香油调敷患处。⑥治牙痛：冬青叶 15 g，玄参、麦冬各 9 g，水煎服。⑦治口疮舌肿：鲜女贞叶适量，捣烂取汁，含漱。

【现代研究】临床上果实用于治疗顽固性失眠、慢性萎缩性胃炎、高脂血症、冠心病、口腔溃疡、急性结膜炎红肿、神经衰弱失眠等；叶用于治疗白癜风、烧烫伤、高脂血症、口腔溃疡、急性结膜炎红肿、牙痛、肺炎咳嗽、细菌性痢疾、皮肤疮疡等。

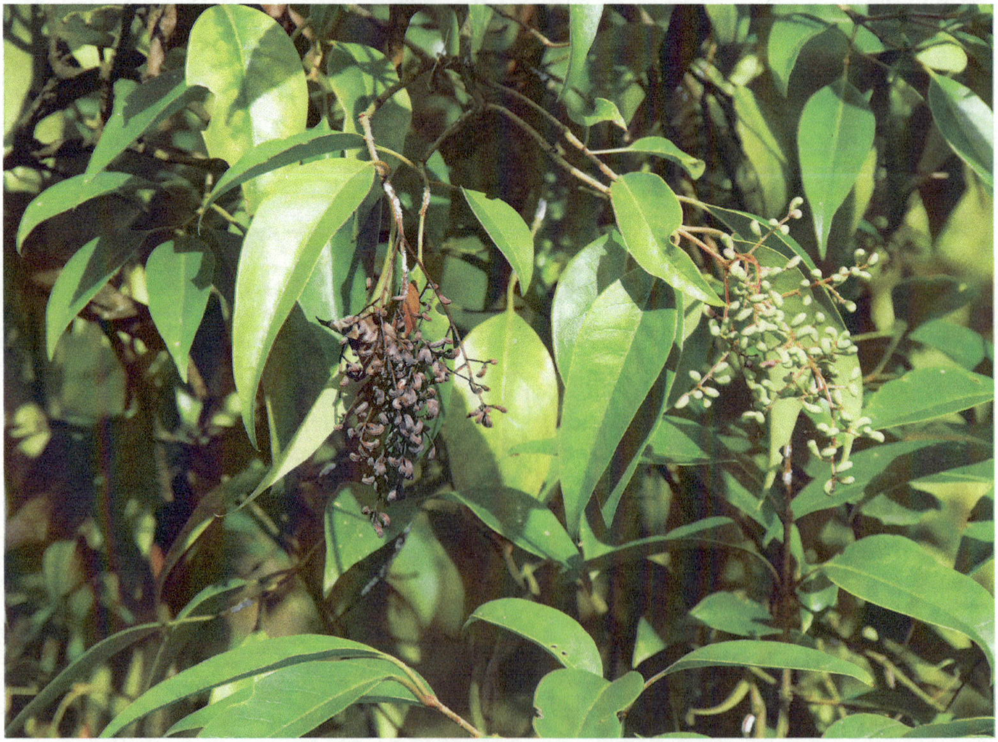

47 爬山虎

【别名】爬树龙、三角枫藤。

【来源】葡萄科植物地锦 *Parthenocissus tricuspidata* (Sieb. et Zucc.) Planch.。

【形态特征】附生藤本。枝条粗壮；卷须短而多分枝，顶端有吸盘。单叶互生；叶柄长 8 ~ 20 cm；叶片宽卵形，先端常浅 3 裂，基部心形，边缘有粗锯齿；上面无毛，下面脉上有柔毛。聚伞花序顶生或生于两叶之间；花两，绿色；花萼小，全缘；花瓣先端反折；雄蕊与

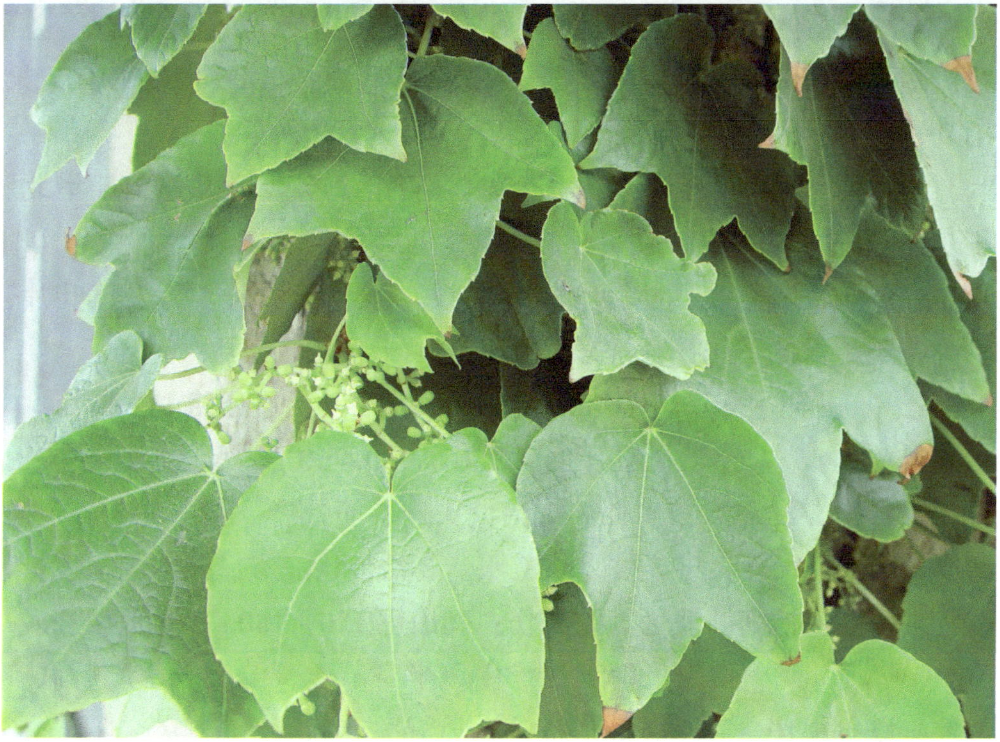

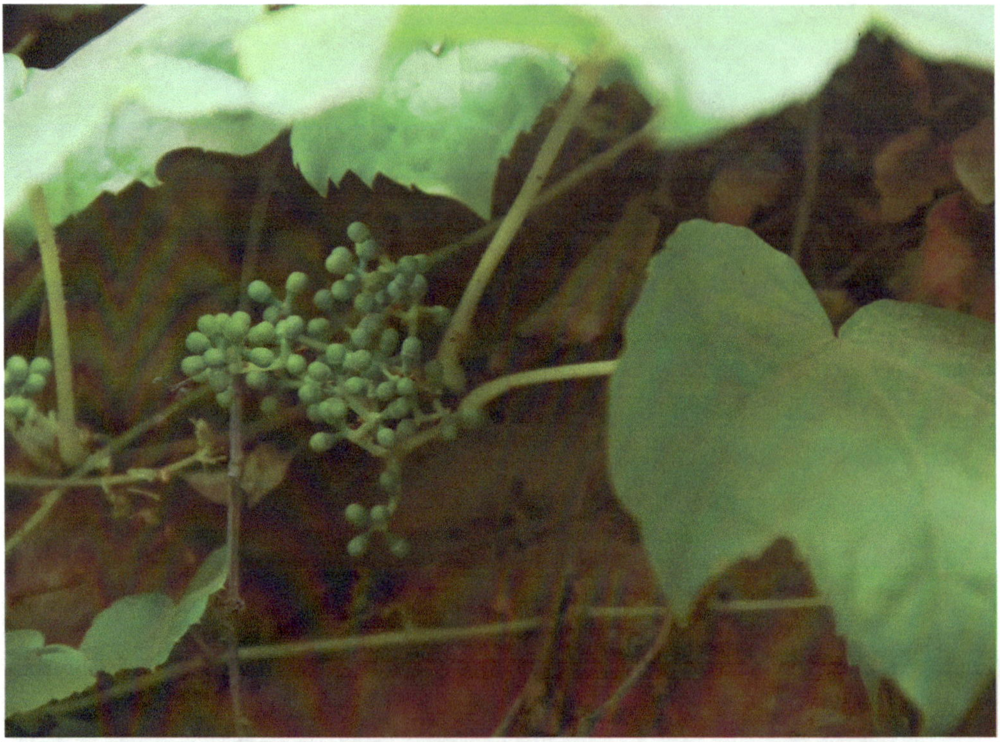

花瓣对生；子房 2 室。浆果球形，成熟后蓝黑色。花期 5—8 月，果期 9—10 月。

【生境及分布】生于疏林石壁或岩石上。有栽培。分布于华北、华东、中南、西南各地区。

【药用部位及采收加工】藤茎或根。藤茎秋季采收，去掉叶片，晒干备用。根冬季采挖，洗净，切片，晒干备用或鲜用。

【性味功效】味辛、涩，性温。祛风止痛，活血通络。

【单方验方】①治风湿痹痛：爬山虎 30 ~ 60 g，水煎服；或爬山虎用量加倍，浸酒涂搽痛处。②治偏头痛、筋骨痛：爬山虎 30 g，当归 9 g，川芎 6 g，大枣 3 枚，水煎服。③治带状疱疹：爬山虎根适量，磨汁外搽。④治痈肿溃烂、蛇咬伤：爬山虎 120 ~ 180 g，水煎浸洗。

【现代研究】临床上用于治疗中风半身不遂、偏头痛、产后血瘀腹痛、跌打损伤、骨折、痈疽疮疡、风湿关节痛等。

48 盘龙参

【别名】一线香、盘龙花。

【来源】兰科植物绶草 *Spiranthes sinensis* (Pers.) Ames。

【形态特征】多年生草本。根多数，指状，肉质，簇生于茎基部。叶片线形，基部微抱茎。上部叶片退化为鞘状苞片。穗状花序螺旋状扭转，密生腺毛；花白色或粉红色，生于花轴的一侧。花期7—8月。

【生境及分布】生于山坡林下、草地、路边或沟边草丛中。我国各地均有分布。

【药用部位及采收加工】全草或根。夏秋季采收，晒干备用或鲜用。

【性味功效】味甘，性平。益气生津，滋阴凉血。

【单方验方】①治病后体虚食少无力：盘龙参、一朵云各100 g，炖肉吃。②治消渴多饮：盘龙参、银叶委陵菜、夜关门根各30 g，水煎服。③治神经衰弱失眠：盘龙参、山栀茶、地石榴各50 g，泡酒服。④治咽喉肿痛：盘龙参、瓜子金、臭山羊各20 g，水煎慢咽。⑤治蛇咬伤：盘龙参、一枝黄花各适量，捣烂外敷。

【现代研究】临床上用于治疗久病体虚、眩晕、肺结核久咳、神经衰弱、急性咽喉炎、蛇咬伤等。

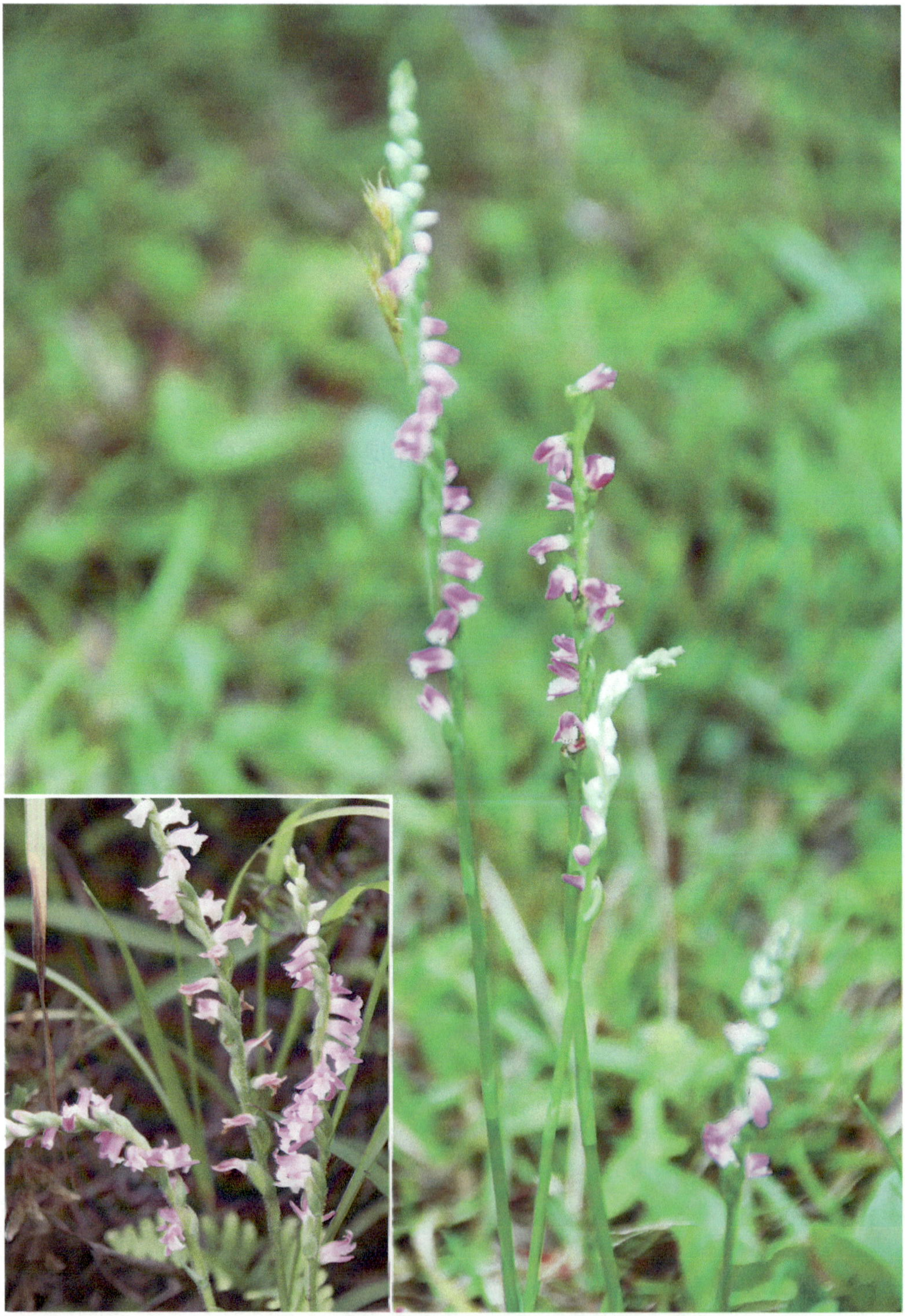

49 泡　桐

【别名】空桐木、白桐、水桐。

【来源】玄参科植物白花泡桐 *Paulownia fortunei* (Seem.) Hemsl. 或毛泡桐 *Paulownia tomentosa* (Thunb.) Stued.。

【形态特征】白花泡桐：落叶乔木，高可达 30 m。树皮灰褐色，光滑。小枝粗壮。叶片卵形或长圆状卵形，基部心形，先端尖或渐尖，全缘；叶柄长，有毛。花序枝几无或仅有短侧枝，故花序几乎呈长圆柱形；聚伞花序具花 3 ~ 8 朵。花萼倒圆锥形；花冠管状漏斗形，

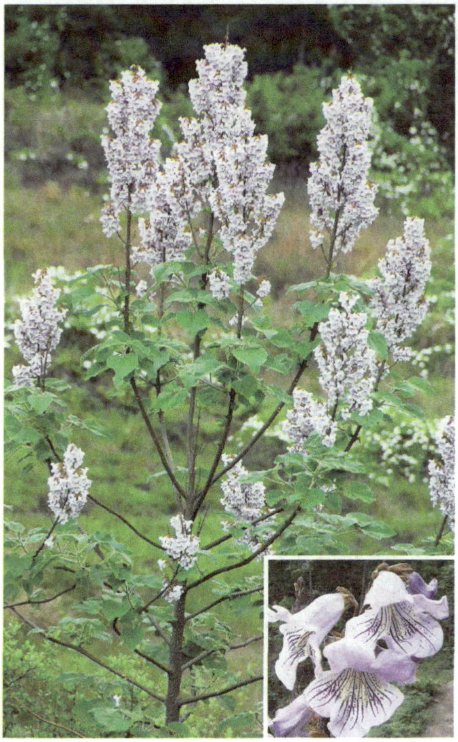

白色，内有紫色斑点；雄蕊 4 枚，二强；子房 2 室，花柱细长。蒴果木质，长圆形，室背 2 裂。种子多数，扁而有翅。花期 3—4 月，果期 7—8 月。

毛泡桐：花冠外侧通常淡紫色；内侧白色，有紫色条纹。花期 4—5 月，果期 8—9 月。

【生境及分布】生于低海拔的山坡林中、山谷或荒地。有栽培。分布于湖北、江西、安徽、山东、陕西、河南等地。

【药用部位及采收加工】树皮（泡桐树皮）、花（泡桐花）、果实

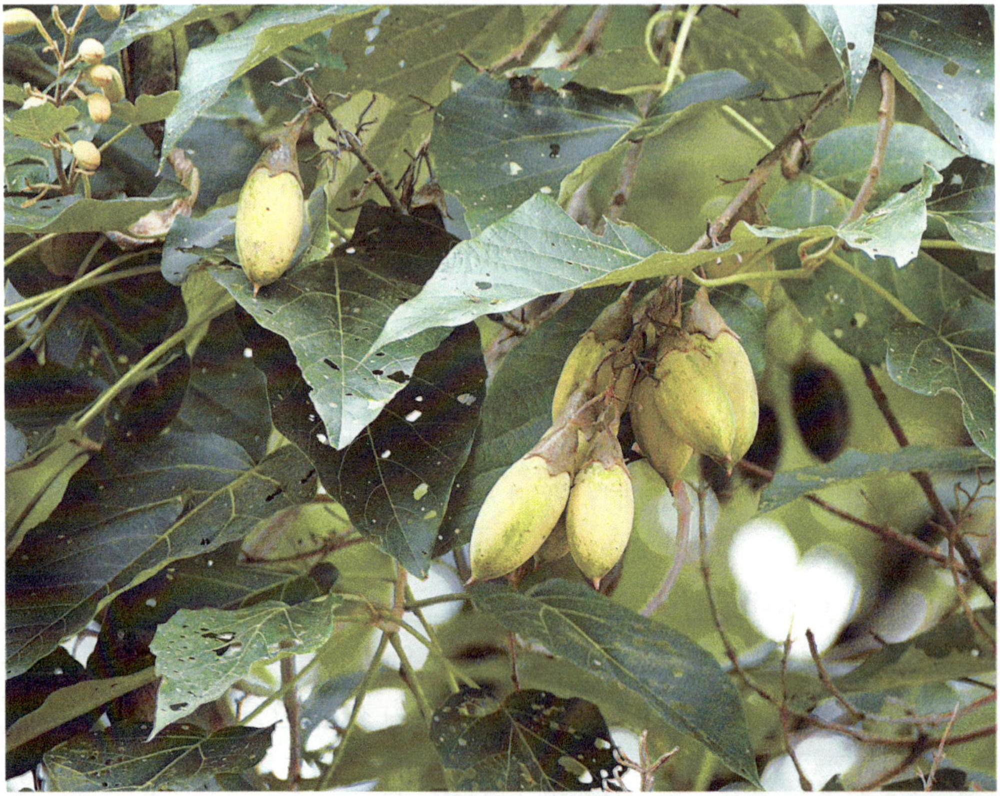

（泡桐果）。树皮全年可采收，晒干备用或鲜用。花春季花开时采收，晒干备用或鲜用。叶夏秋季采收，晒干备用或鲜用。

【性味功效】树皮：味苦，性寒。祛风除湿，解毒消肿。

花：味苦，性寒。清肺利咽，解毒消肿。

叶：味苦，性寒。解毒消肿。

【单方验方】①治肩臂疼痛：泡桐树皮 500 g，水煎去渣，趁热拌入麦麸皮 500 g，热敷患处，凉了再换。②治痈疮、疽、痔瘘、恶疮肿痛：泡桐树皮适量，水煎浸洗患处。③治跌打损伤：泡桐树皮适量，醋炒，捣烂敷患处。④治痄腮：泡桐花 24 g，白糖 30 g，水煎服。⑤治无名肿毒：鲜泡桐花或叶、鲜醉鱼草各 15 g，捣烂敷患处。

【现代研究】临床上用于治疗急性肩周炎肿痛、无名肿毒、痈疮、痔疮、流行性腮腺炎、跌打损伤等。

50　炮仗花

【别名】唢呐花、撒拉花。

【来源】紫葳科植物两头毛 *Incarvillea arguta* (Royle) Royle。

【形态特征】多年生草本，高 50～150 cm。根茎粗壮。茎扁圆柱形，红褐色。单数羽状复叶互生，几乎无柄，具小叶 5～11 片。小叶卵状披针形，先端长渐尖，基部阔楔形，边缘具锯齿；上面深绿色，下面淡绿色，无毛。总状花序顶生；花萼钟状，萼齿 5 枚；花冠淡红色、紫红色或粉红色，钟状长漏斗形；雄蕊 4 枚，二强；子房细圆柱形。蒴果线状圆柱形，革质。种子细小，多数。花期 3—7 月，果期 9—12 月。

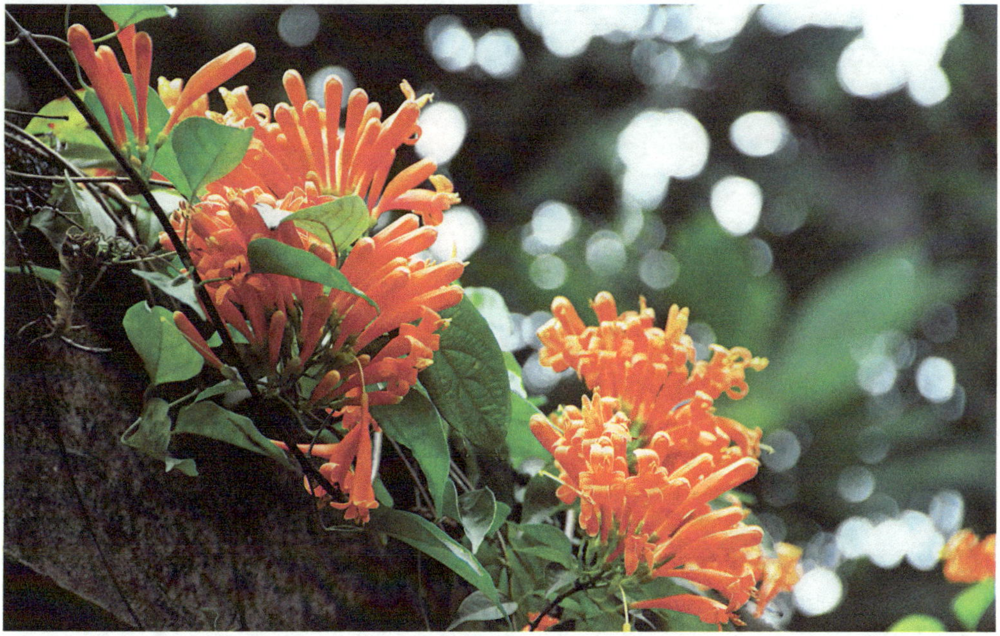

【生境及分布】生于海拔 1400 ~ 2700 m 的干热河谷地带、山坡灌丛中。分布于贵州、甘肃、四川、云南、西藏等地。

【药用部位及采收加工】全草。秋季采挖，洗净，切段，晒干备用或鲜用。

【性味功效】味苦，性凉。祛风除湿，活血止痛。

【单方验方】①治风湿骨痛：炮仗花 30 g，黑骨藤、大风藤各 20 g，泡酒服。②治骨折肿痛：炮仗花、水冬瓜、泽兰各适量，捣烂包患处，并用小夹板固定。③治月经不调：炮仗花、团经药各 30 g，水煎服。④治肾虚腰膝酸软：炮仗花、杜仲、续断各 30 g，炖肉吃。

【现代研究】临床上用于治疗肠炎腹泻、细菌性痢疾、风湿病、月经不调、筋骨疼痛等。

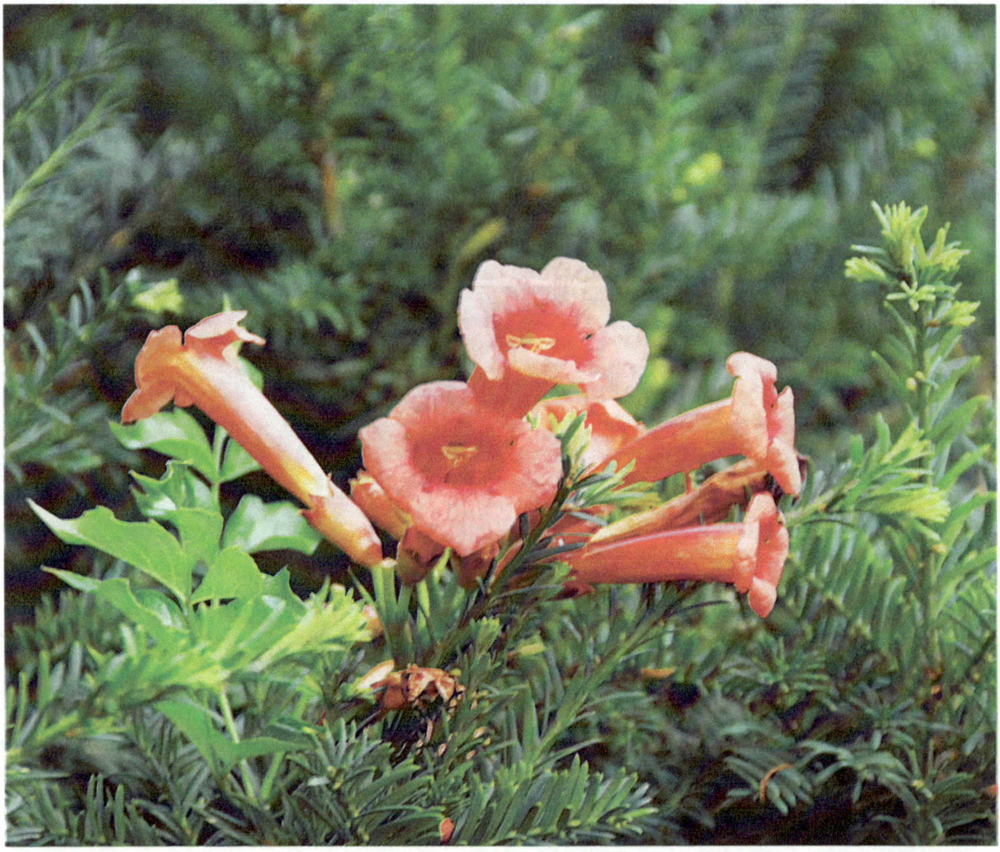

51 佩 兰

【别名】兰草、大泽兰。

【来源】菊科植物佩兰 *Eupatorium fortunei* Turcz.。

【形态特征】多年生草本。茎直立，高 40 ~ 100 cm，下部光滑无毛。根茎横走。叶对生；下部叶片常枯萎；中部叶片通常三全裂，先端渐尖，边缘有锯齿；上部叶较小，通常不分裂。头状花序排列成复伞形花序，每个头状花序具花 4 ~ 6 朵，全部为管状花；花冠白色或微红色；雄蕊 5 枚；子房下位，柱头 2 裂。瘦果长椭圆形，成熟时黑色。花期 7—11 月。

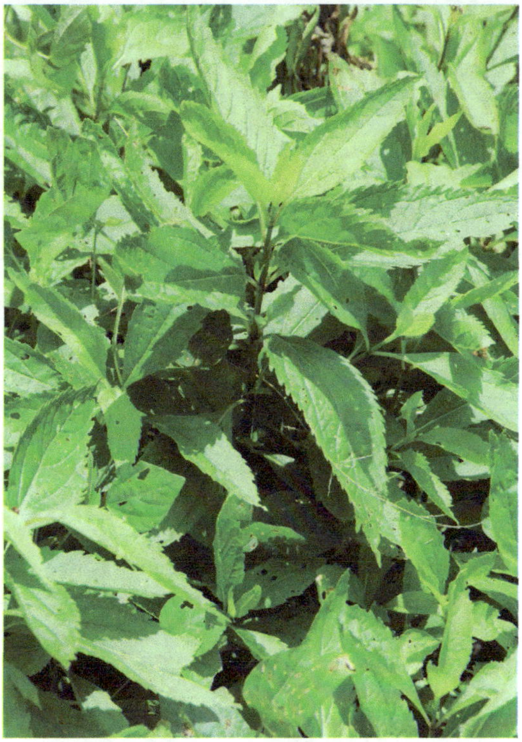

【生境及分布】生于溪边或路边灌丛中。多为栽培，野生少见。分布于山东、江苏、广东、广西、四川、贵州等地。

【药用部位及采收加工】地上部分、叶。每年可割取地上部分 2~3 次，选晴天中午收割，收割后立即摊晒至半干，扎成束，放回室内回潮，再晒至全干备用。

【性味功效】味辛，性平。解暑化湿，辟秽和中。

【单方验方】①治霉湿、秽

浊之吐泻：佩兰叶 6 g，藿香叶 3 g，陈皮 4.5 g，制半夏 4.5 g，大腹皮（酒洗）3 g，厚朴（姜汁炒）2.4 g，以鲜荷叶 9 g 为引，水煎服。②治暑热所致发热、身痛、咽干：佩兰叶 6 g，藿香叶 4.5 g，薄荷叶 3 g，冬桑叶 6 g，大青叶 9 g，鲜竹叶 30 片，煎汤代茶饮。③治中暑头痛：佩兰、青蒿、菊花各 9 g，绿豆衣 12 g，水煎服。

【现代研究】临床上用于治疗外感暑热、急性胃肠炎等。

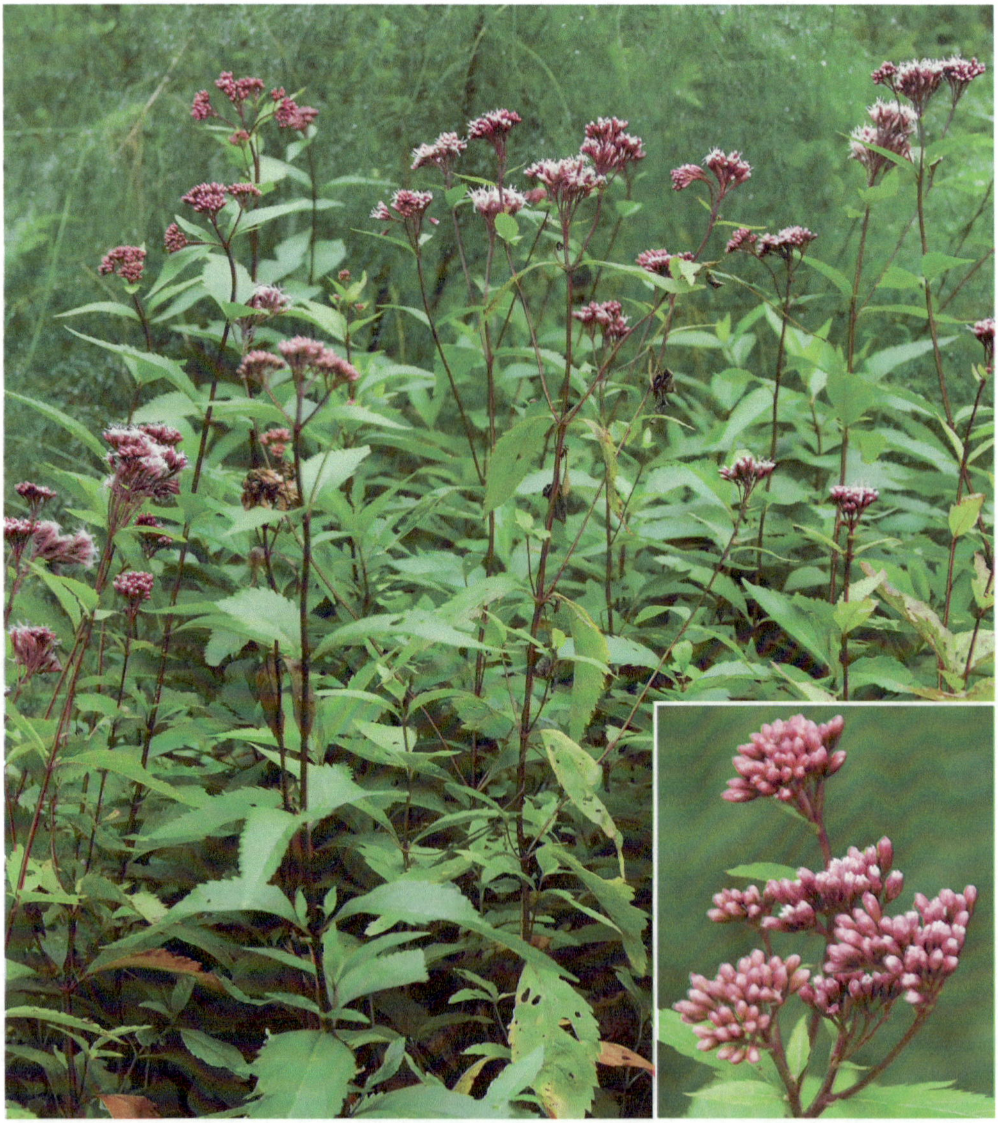

52 枇 杷

【别名】卢桔、金丸。

【来源】蔷薇科植物枇杷 *Eriobotrya japonica* (Thunb.) Lindl.。

【形态特征】常绿小乔木，高可达 10 m。小枝粗壮，被锈色茸毛。单叶互生；叶片革质，长椭圆形至倒卵状披针形，先端短尖，基部楔形，边缘有疏锯齿；上面深绿色有光泽，下面被锈色茸毛。圆锥花序顶生，密被锈毛；花萼 5 浅裂；花瓣 5 瓣，白色。浆果状梨果圆形或近圆形。

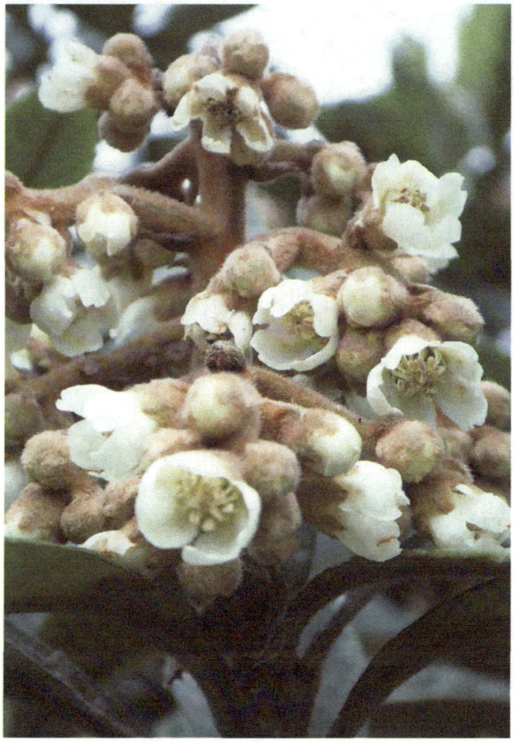

【生境及分布】全国各地广泛栽培，常栽种于平地或坡地。分布于四川、湖北、河南、江苏、安徽、云南、贵州、陕西、甘肃等地。

【药用部位及采收加工】叶（枇杷叶）、花（枇杷花）、果（枇杷果）。叶全年可采，多在夏季采收，晒至七八成干，扎成小把，再晒至全干备用。花冬春季采收，晒干备用。果实在果实成熟时分批采收，鲜用为主。

【性味功效】叶：味苦，性凉。清肺化痰，和胃止呕。

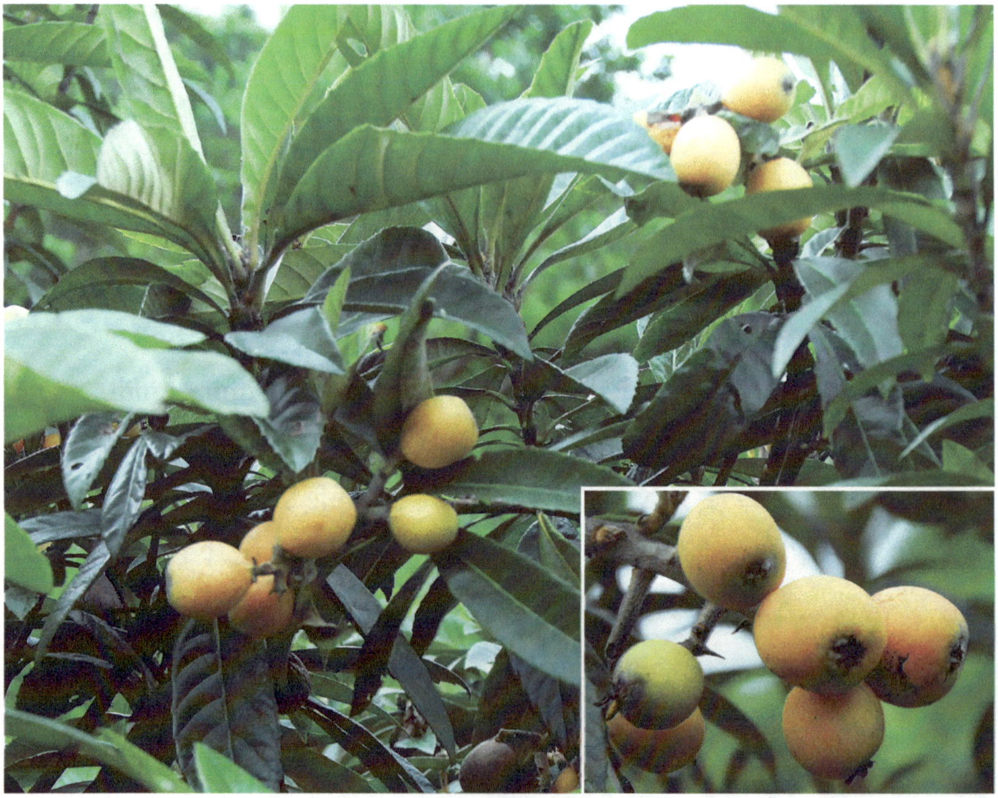

花：味淡，性平。疏风止咳，通鼻窍。

果实：味甘、酸，性凉。润肺下气，止咳。

【单方验方】①治咳嗽气喘：鲜枇杷叶 15 g，半夏 6 g，水煎服，每日 1 剂。②治声音嘶哑：鲜枇杷叶 30 g，淡竹叶 15 g，水煎服，每日数次。③治胃热呕吐：枇杷叶 10 g，生姜 3 片，水煎代茶饮。④治劳伤咳嗽：鲜枇杷叶 12 g，薏苡仁 9 g，麦门冬 9 g，橘红 6 g，水煎服。⑤治头风、流清鼻涕：枇杷花、辛夷花各等份，研末，酒冲服，每次 6 g，每日 2 次。⑥治咳嗽气喘：枇杷花（蜜炒）9 ~ 15 g，水煎服。⑦治肺热咳嗽：鲜枇杷果肉 60 g，冰糖 30 g，水煎服。

【现代研究】临床上叶用于治疗急（慢）性支气管炎、痱子、热疖、痤疮等；花用于治疗多种呼吸道疾病所致的咳嗽、气喘，感冒鼻塞、流清涕，等等。

53 平 菇

【别名】侧耳、桐子菌、风水菌、冻菌。

【来源】侧耳科真菌糙皮侧耳 *Pleurotus ostreatus* (Jacq.) P. Kumm.。

【形态特征】菌盖肉质，宽 5 ~ 20 cm，有后缘，呈扇形、肾形，中部下凹。菌盖初时淡紫色，后为铅灰色、灰白色或污白色。盖缘初时内卷，后开展。菌肉厚，白色，味美，有清香气。菌褶由菌盖边缘一直延伸到菌柄，在柄上交织或成纵条纹，稍密至较稀，白色。菌柄侧生，柄短或无柄，白色，基部有白色短茸毛。孢子平滑，无毛，近圆柱形。

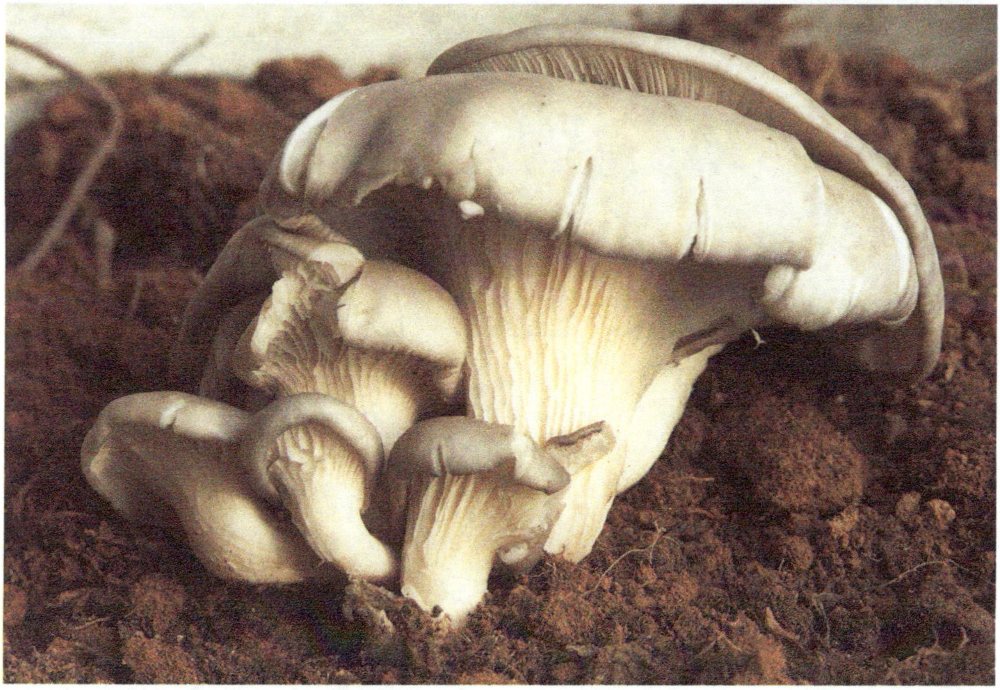

【生境及分布】生于阔叶树腐木上，丛生或叠生。分布于东北、华北、西南各地区，以及陕西、新疆、江苏、福建、台湾、广东等地。

【药用部位及采收加工】子实体。子实体采收后，除去杂质，晒干备用或鲜用。

【性味功效】味辛、甘，性温。祛风散寒，舒筋活络，补肾壮阳。

【单方验方】①治白细胞降低：平菇、油麻血藤各 15 g，水煎服。②治病后体倦、乏力：平菇 50 g，玉竹 30 g，炖肉吃。③治消化不良腹胀：平菇、杉树皮各 20 g，水煎服。④治产后乳少：平菇 20 g，花生 50 g，炖猪脚吃。

【现代研究】临床上用于治疗久病体弱、消化不良、腰腿疼痛、手足麻木等。

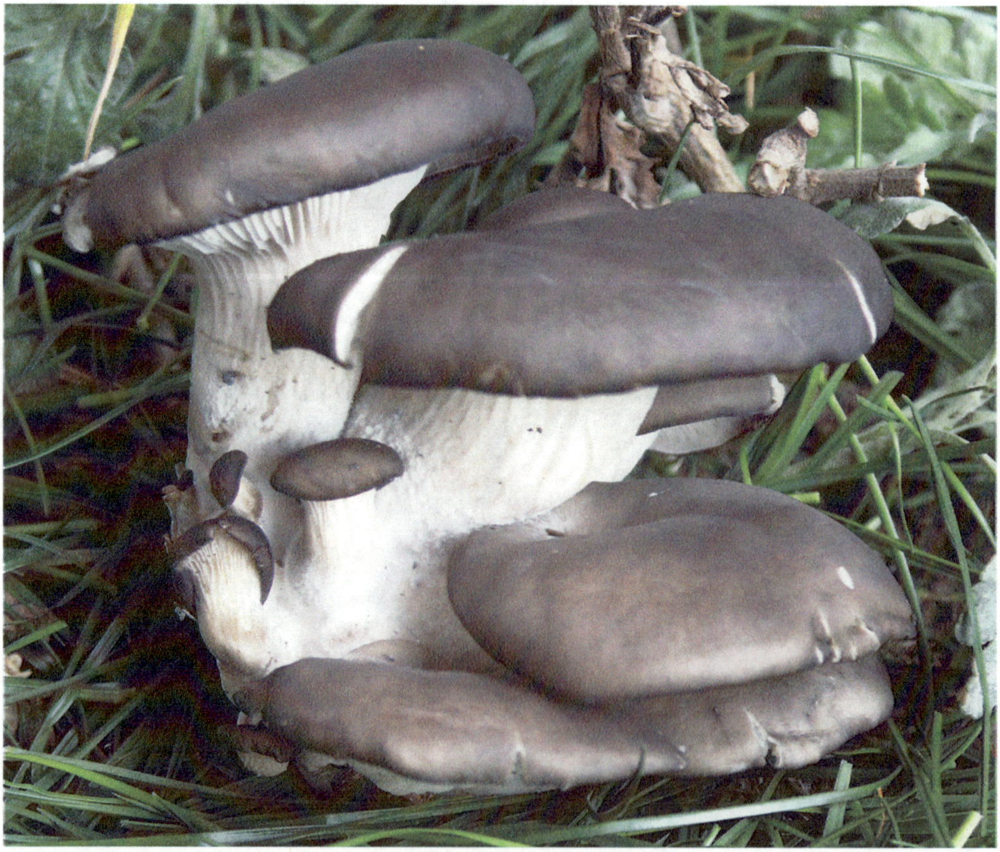

54 苹

【别名】田字草、青苹。

【来源】蘋科植物蘋 *Marsilea quadrifolia* L.。

【形态特征】多年生水生草本。根茎横走，柔软，有分枝，节处生须根。叶柄长 5 ~ 20 cm；顶端有小叶 4 片，“十”字形对生；小叶倒三角形，全缘，无毛；叶脉自小叶基部向上呈放射状分叉。孢子果双生或单生于短柄，长圆肾形，有毛。

【生境及分布】生于水塘边或沟边、水田中。分布于华北、华东、中南、西南各地区，以及辽宁等地。

【药用部位及采收加工】全草。春季、夏季、秋季均可采收，洗净，晒干备用或鲜用。

【性味功效】味甘，性寒。清热解毒，利水消肿。

【单方验方】①治毒蛇咬伤：鲜苹 200 g，捣汁内服，渣外敷。②治水肿、小便不利：苹、灯心草、小通草各 20 g，水煎服。③治湿热黄疸：苹、水葵花、凤尾草各 30 g，水煎服。④治湿热淋痛：苹、须须药、水白菜各 30 g，水煎服。⑤治牙痛：鲜苹适量，揉烂置痛处。

【现代研究】临床上用于治疗妇女白带异常、盗汗、急性尿路感染、无名肿毒、黄疸性肝炎、疟疾等。

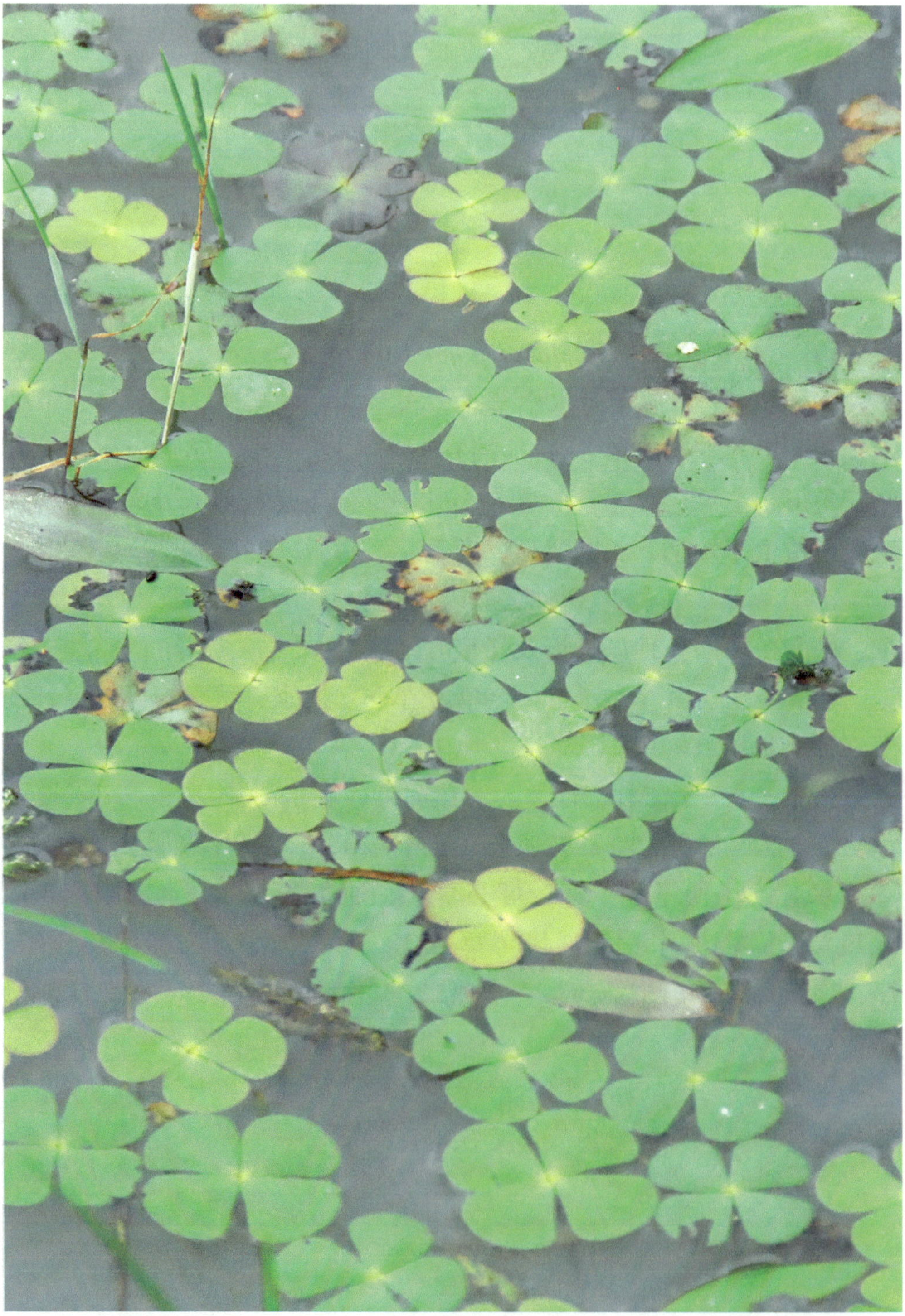

55 婆婆纳

【别名】双珠草、狗卵草。

【来源】玄参科植物婆婆纳 *Veronica didyma* Tenore。

【形态特征】一年或两年生草本，高 5~25 cm。茎铺散，多分枝，被长柔毛，纤细。叶对生，具短柄；叶片心形至卵形，先端钝，基部圆形，边缘具深钝齿；两面被白色柔毛。总状花序顶生；苞片叶状，下部的苞片对生或全部互生；花梗略短于苞片；花萼 4 裂；花冠淡紫色、蓝色、粉色或白色；雄蕊 2 枚；子房上位，2 室。蒴果近肾形，稍扁，密被柔毛。种子背面具横纹。花期 3—10 月。

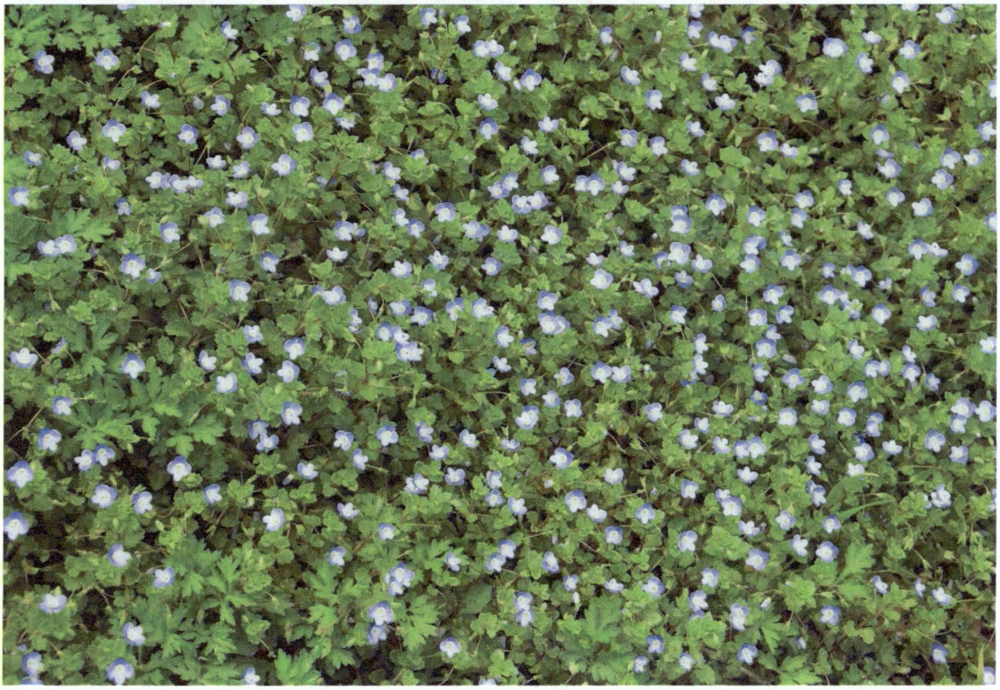

【生境及分布】生于路边、田间及荒地等。分布于西北、华东、华中、西南等地区。

【药用部位及采收加工】全草。3—4 月采收，洗净，晒干备用或鲜用。

【性味功效】味甘，性微寒。凉血止血，固肾，止带。

【单方验方】①治疝气肿痛：鲜婆婆纳 15 g，野鸦椿子 9 g，水煎服。②治腰痛带下：婆婆纳、夜关门各 30 ~ 50 g，淘米水煎服。③治吐血：婆婆纳 20 ~ 30 g，研末，开水吞服。

【现代研究】临床上用于治疗腹股沟斜疝、慢性输卵管卵巢炎腰痛、带下、睾丸肿痛等。

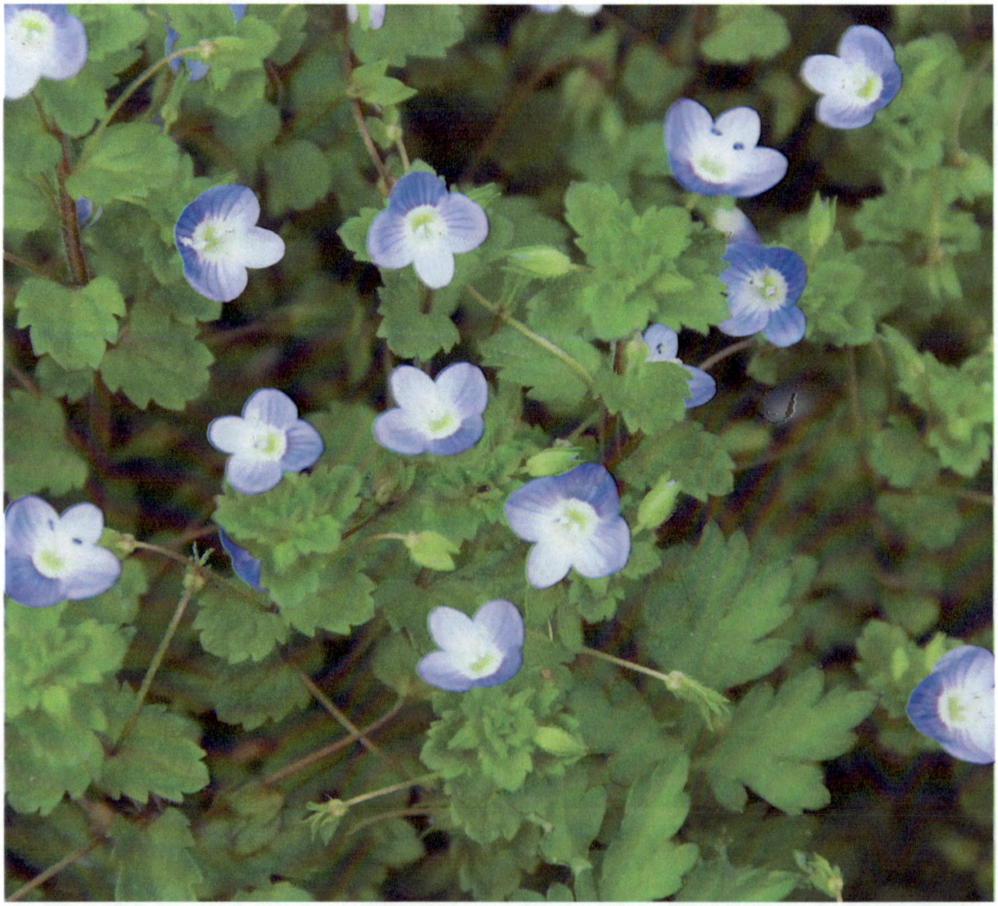

56 葡 萄

【别名】蒲陶、草龙珠。

【来源】葡萄科植物葡萄 *Vitis vinifera* L.。

【形态特征】木质藤本。幼枝有毛或无毛；卷曲分枝。叶片圆卵形，宽 6 ~ 16 cm，3 ~ 5 浅裂，基部心形，边缘有粗齿；两面无毛或下面有短柔毛。圆锥花序与叶对生；花杂性，雌雄异株；花小，淡黄绿色；花瓣 5 瓣，上部合生呈帽状；雄蕊 5 枚；花盘由 5 个腺体组成；子房 2 室，每室有胚珠 2 枚。浆果椭圆形或球形。

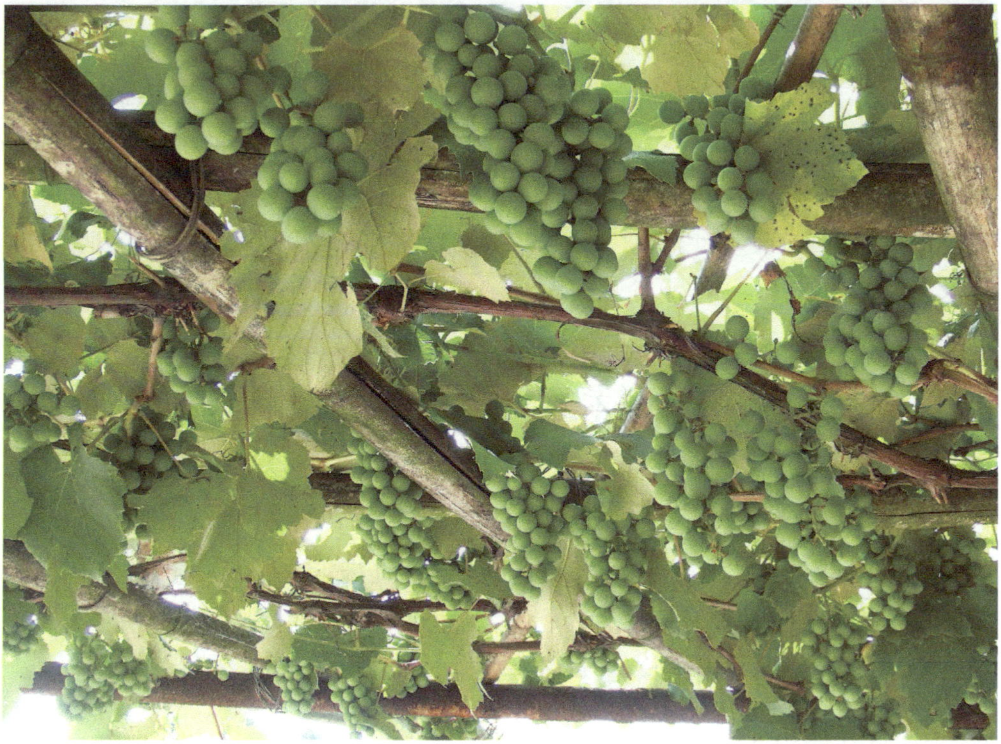

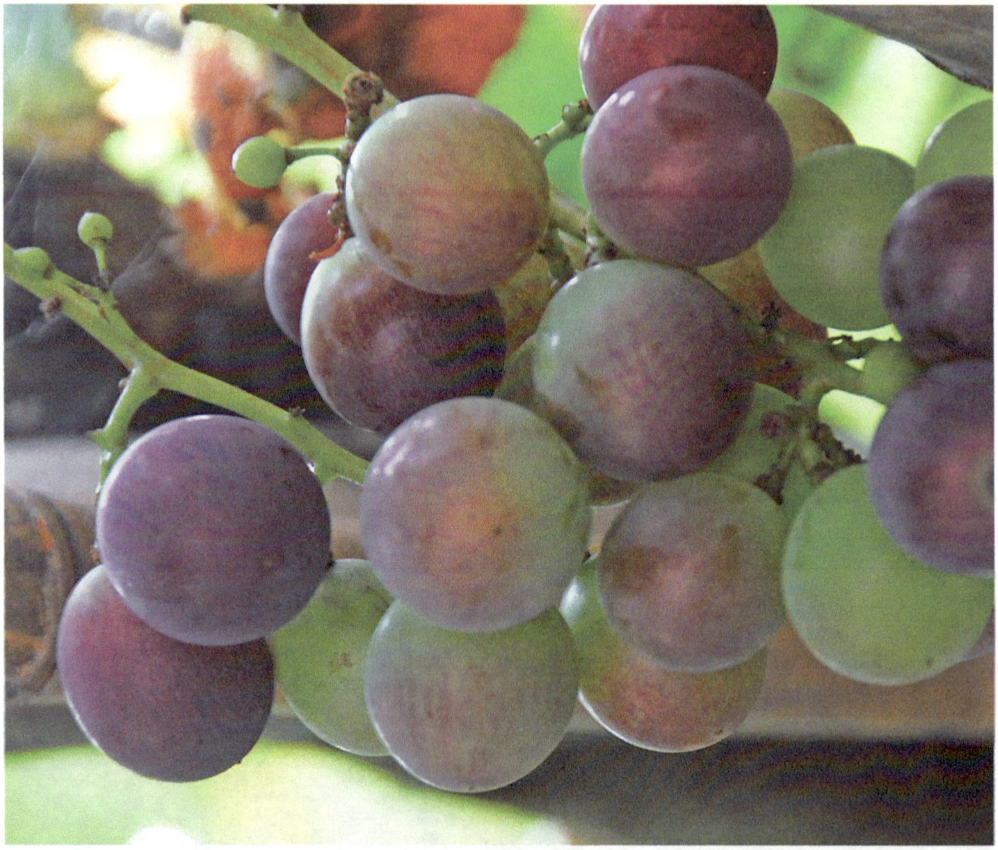

【生境及分布】我国各地均有栽培。

【药用部位及采收加工】成熟果实。夏秋季果实成熟时采收，风干备用或鲜用。

【性味功效】味甘、微酸，性平。生津，解热，益气。

【单方验方】①治肝肾不足、腰膝酸痛：鲜葡萄 500～2000 g，人参 30～50 g，浸酒 1500 mL，7～10 天后饮服。②治热病伤津口干：鲜葡萄适量，生食或绞汁饮服、熬膏服。③治咽痛音哑：葡萄汁、甘蔗汁各 20 mL，混匀，温开水送服。④治血虚心悸：葡萄干、龙眼肉各适量，煎汤或熬膏食用。

【现代研究】临床上用于治疗久病体弱、发热口渴、感冒咽痛、急性咽喉肿痛等。

57 蒲公英

【别名】黄花地丁。

【来源】菊科植物蒲公英 *Taraxacum mongolicum* Hand.-Mazz. 或同属其他近缘植物。

【形态特征】多年生草本。全株含白色乳液，被白色疏软毛。根深长。叶根生，呈莲座状；具叶柄；叶片倒卵状披针形或倒披针形，先端尖或钝，基部狭窄，全缘或具粗齿。花葶 1 至数个；头状花序顶生，全为舌状花，两性；总苞片多层；花冠黄色。瘦果倒卵状披针形。

【生境及分布】生于山坡草地、路旁、田野、河滩。分布于黑龙江、吉林、内蒙古、河北、山西、甘肃、江苏、河南、湖南、湖北、四川、贵州等地。

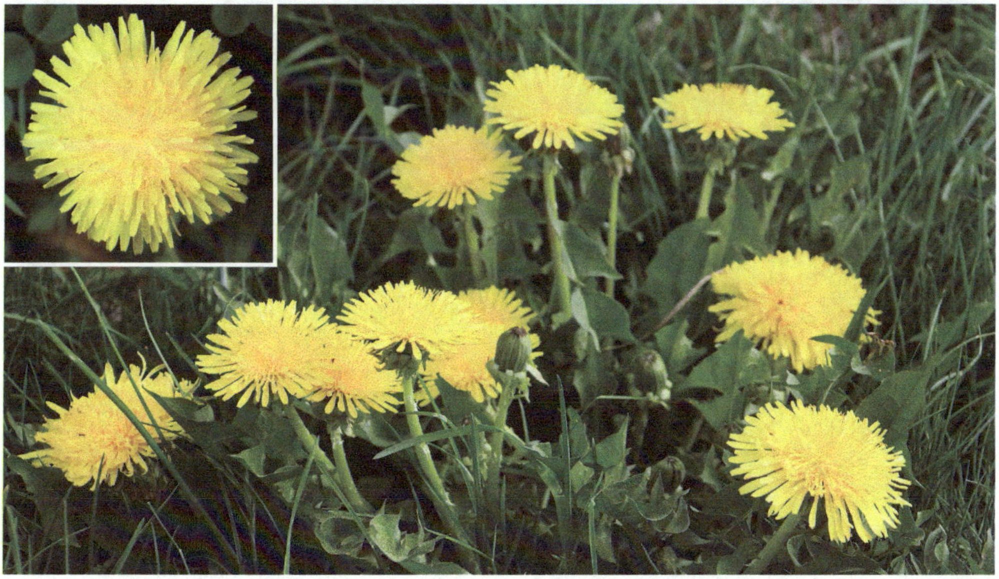

【药用部位及采收加工】地上部分（蒲公英）、根（蒲公英根）。4—5月开花前或刚开花时采收，除净泥土，晒干备用。

【性味功效】味甘、苦，性寒。清热解毒，消肿散结。

【单方验方】①治热毒咽痛：蒲公英30 g，大青叶24 g，金银花12 g，水煎服。②治乳痈肿痛：蒲公英20 g，鲜橘皮10 g，水煎服。③治胃痛：蒲公英根15 g，独角莲9 g，水煎服。④治小儿痄腮：鲜蒲公英适量，捣碎加鸡蛋清1个，调成糊状，外敷患处，每日1次。⑤治痔疮：鲜蒲公英200 g，水煎20分钟，待温服；出血者用干品炒黄，水煎熏洗。

【现代研究】临床上用于治疗流行性腮腺炎、急性黄疸性肝炎、消化性溃疡、尿毒症、急性扁桃体炎、急性阑尾炎、慢性胃炎、口腔炎、急性结膜炎、烧烫伤等。

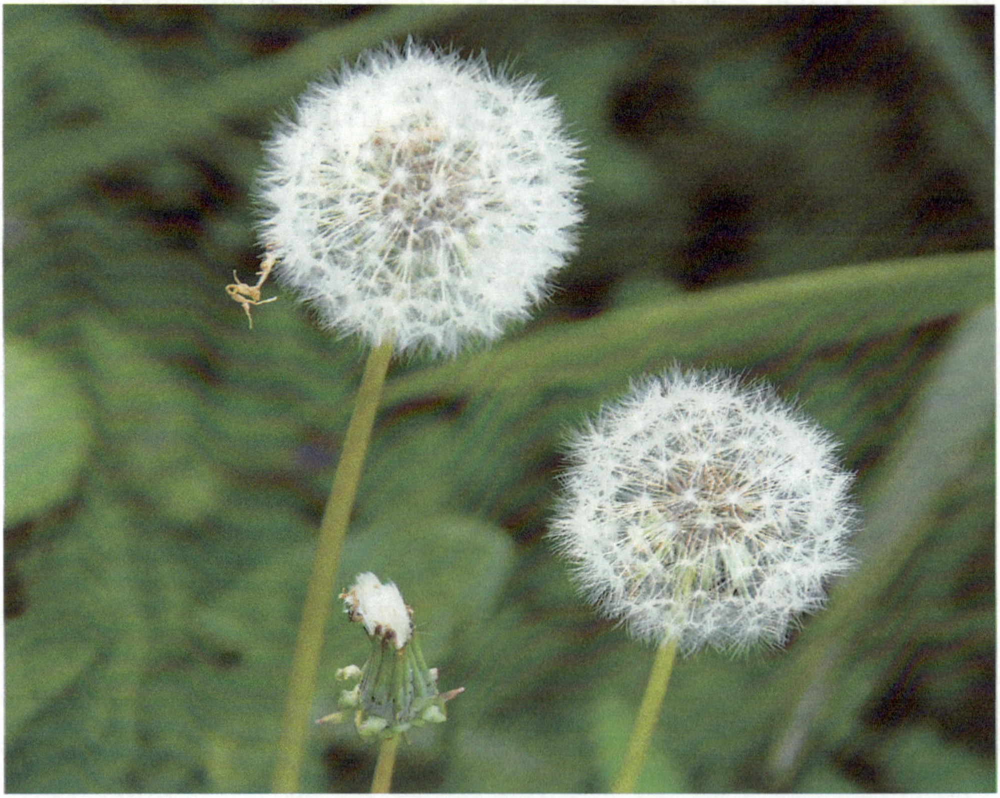

58 蒲　黄

【别名】香蒲、毛蜡烛。

【来源】香蒲科植物狭叶香蒲 *Typha angustifolia* L. 或东方香蒲 *Typha orientalis* Presl。

【形态特征】狭叶香蒲为多年生草本，高 1.5 ~ 3 m。根茎匍匐，须根多。叶长线形，叶鞘圆筒形，半抱茎。穗状花序长圆柱形；花小，单性，雌雄同株；雌、雄花序离生，雄花序在上部，雌花序在下部；花被均退化。坚果细小。花期 6—9 月。

【生境及分布】生于湖泊、河流、池塘浅水处。分布于我国大部分地区。

【药用部位及采收加工】花粉。6—7 月选择晴天采收，晒干，筛去杂质备用。

【性味功效】味甘、辛，性凉。凉血止血，活血化瘀。

【单方验方】①治月经过多：蒲黄、泥胡菜各 20 g，水煎服。②治产后多汗：蒲黄 10 g，夜寒苏 30 g，水煎服。③治小便不利：蒲黄、灯心草各 20 g，水煎服。④治小儿疳积：蒲黄、六角英各 10 g，水煎服。⑤治外伤出血：蒲黄适量，撒敷伤处。

【现代研究】临床上用于治疗功能性子宫出血、高脂血症、冠心病心绞痛、宫外孕、膀胱炎、尿道炎等。

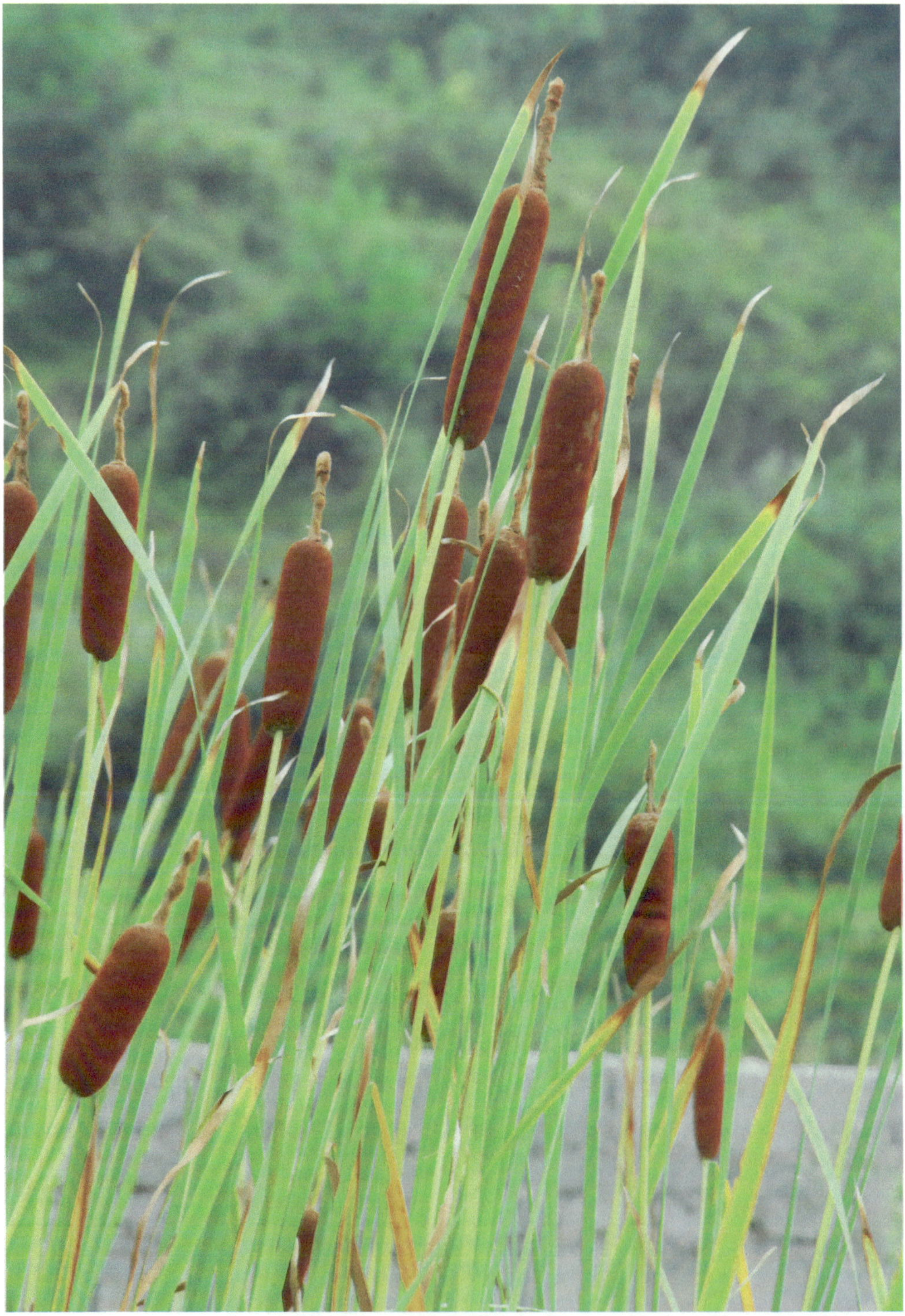

59　漆姑草

【别名】虾子草、牙虫草。

【来源】石竹科植物漆姑草 *Sagina japonica* (Sw.) Ohwi。

【形态特征】一年生小草本，高 5 ~ 12 cm，通常紧贴地面生长。茎多分枝；枝下端平卧，上部直立，丛生状，绿色，有光泽。单叶对生；无柄；叶片线形，先端尖。花单生于叶腋；萼片 5 片，卵形；花被片 5 片，白色，卵形；雄蕊 5 枚；花柱 5 枚。蒴果广卵形，成熟后 5 瓣裂；种子多数。

【生境及分布】生于庭院、田间、路旁阴湿处。分布于贵州、江苏、江西、湖南、云南、四川、山东等地。

【药用部位及采收加工】全草。4—5 月采收，洗净，晒干备用或鲜用。

【性味功效】味苦，性平。清热解毒，消肿散结，止痒，止咳。

【单方验方】①治咳嗽、小便不利：漆姑草 30 g，水煎服。②治龋齿疼痛：鲜漆姑草 9 g，捣烂加数滴菜油，敷痛处。③治蛇咬伤：漆姑草、雄黄各适量，捣烂敷伤口；或鲜漆姑草、地星宿各适量，捣烂敷伤口周围；或用漆姑草、地星宿各 30 g，水煎服。④治漆疮：漆姑草适量，捣烂，加丝瓜叶汁、菜油适量，调敷患处。

【现代研究】临床上用于治疗感冒咳嗽、龋齿疼痛、虫蛇咬伤、过敏性皮炎等。

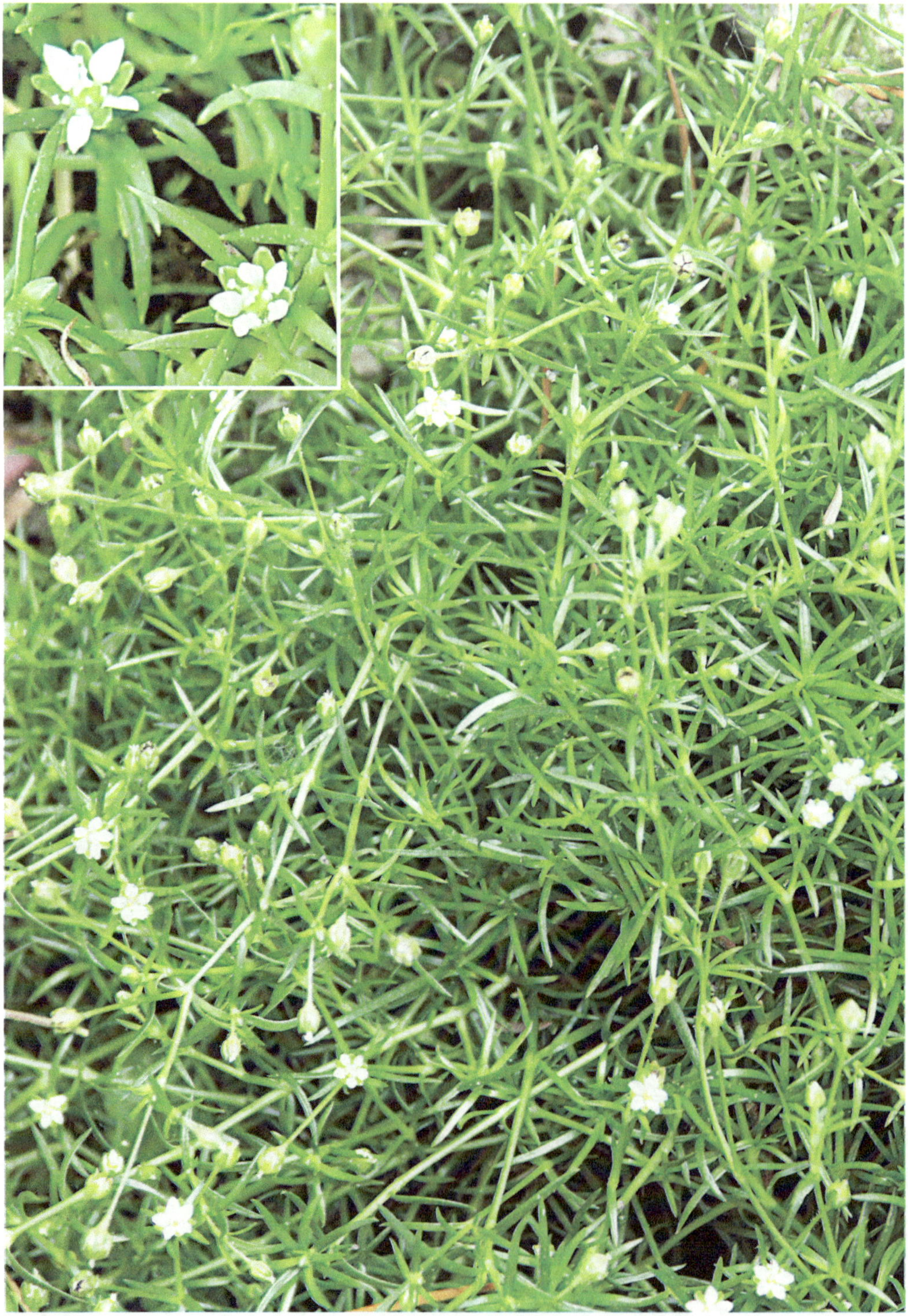

60 千金子

【别名】续随子、看园老。

【来源】大戟科植物续随子 *Euphorbia lathyris* L.。

【形态特征】二年生草本，高可达 1 m。茎直立，有乳汁，表面微被白粉。单叶互生，上部分枝处的叶对生或轮生；叶片线状披针形或阔披针形，基部略呈心形而抱茎，全缘。花枝 4 条，顶生，呈伞状，每条枝再叉状分枝。苞片对生，卵状披针形。花单性，无花被。雄花多数，雌花 1 枚，同生于萼状总苞内。蒴果近球形，有 3 条棱。

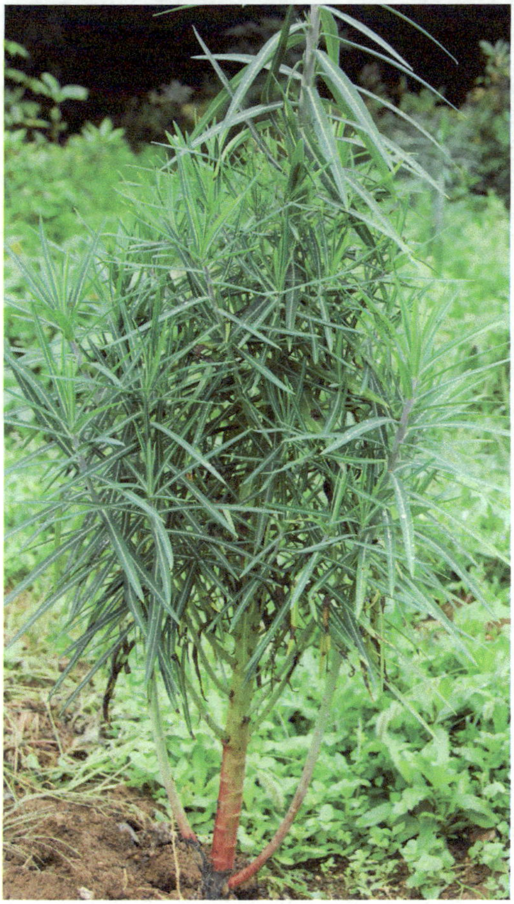

【生境及分布】生于向阳山坡。分布于黑龙江、吉林、辽宁、河北、江苏、河南、湖南、广西、四川、贵州、云南等地。

【药用部位及采收加工】成熟种子（千金子）、叶（千金子叶）。种子 8—9 月采收，割取全草，晒干，打下种子，筛净果皮和杂质，备用。叶全年可采收，晒干备用或鲜用。

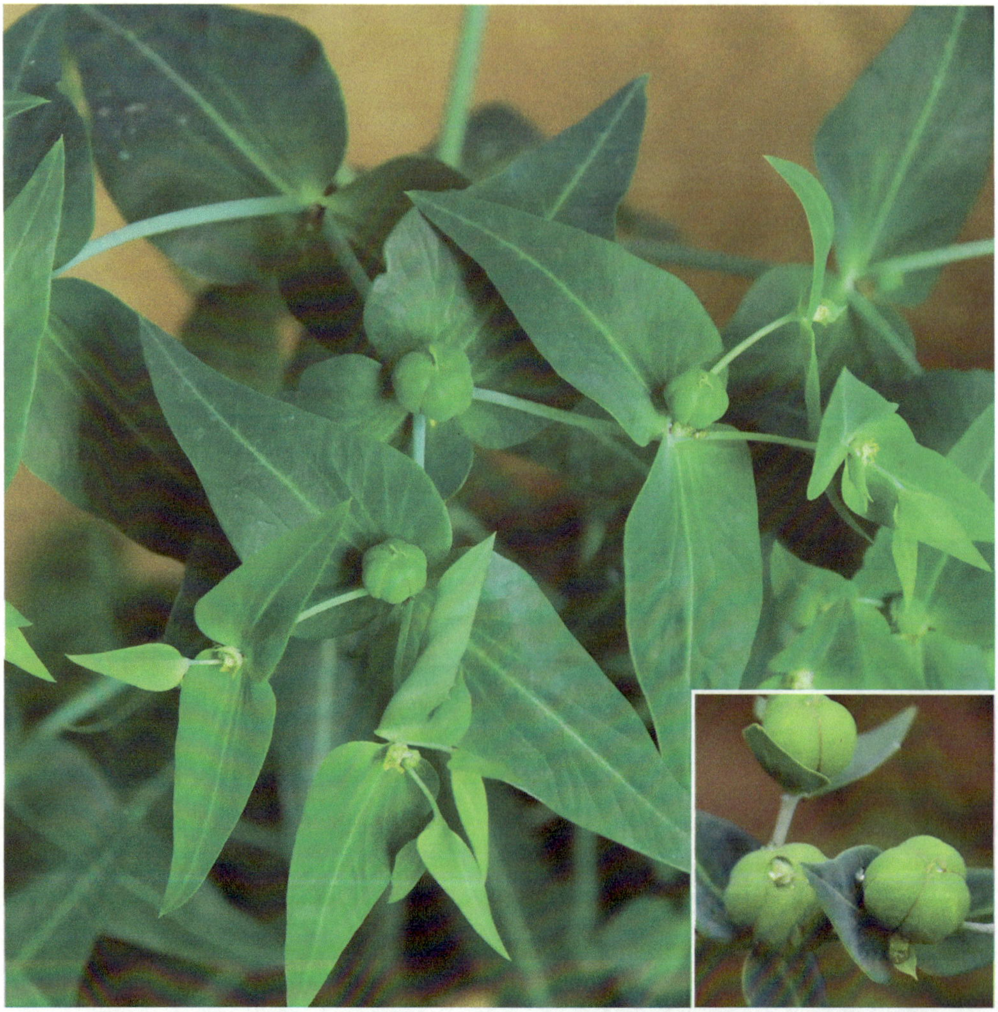

【性味功效】味苦，性寒。利水消肿，破血散瘀。有毒。

【单方验方】①治腹水肿胀：千金子 5 g，大泡通 10 g，水煎服。②治血瘀经闭：千金子 3 g，丹参、制香附各 9 g，水煎服。③治咳嗽：千金子适量，研末，每次 2 g。④治牛皮癣：鲜千金子叶适量，折断取乳汁搽患处。⑤治扭伤或挫伤疼痛：千金子适量，压碎后揉搓伤处。

【现代研究】临床上用于治疗肝硬化腹水、月经不调经闭、水肿、感冒咳嗽、急性胃痛、胆绞痛、扭伤疼痛、黑痣、赘疣等。

61 千里光

【别名】九里光、千里明。

【来源】菊科植物千里光 *Senecio scandens* Buch.-Ham. ex D. Don。

【形态特征】多年生草本。茎木质，细长，高 2~5 m，曲折成攀缘状。叶互生；叶片椭圆状三角形或卵状披针形，先端渐尖，基部戟形至截平，边缘有不规则缺刻或呈微波状，或近于全缘。头状花序顶生，排列成伞房状。舌状花黄色，管状花黄色。瘦果圆筒形。

【生境及分布】生于路旁及旷野。分布于我国长江流域以南各地区。

【药用部位及采收加工】地上部分。9—11 月采收，晒干备用或鲜用。

【性味功效】味苦、辛，性凉。清热解毒，除湿，杀虫。

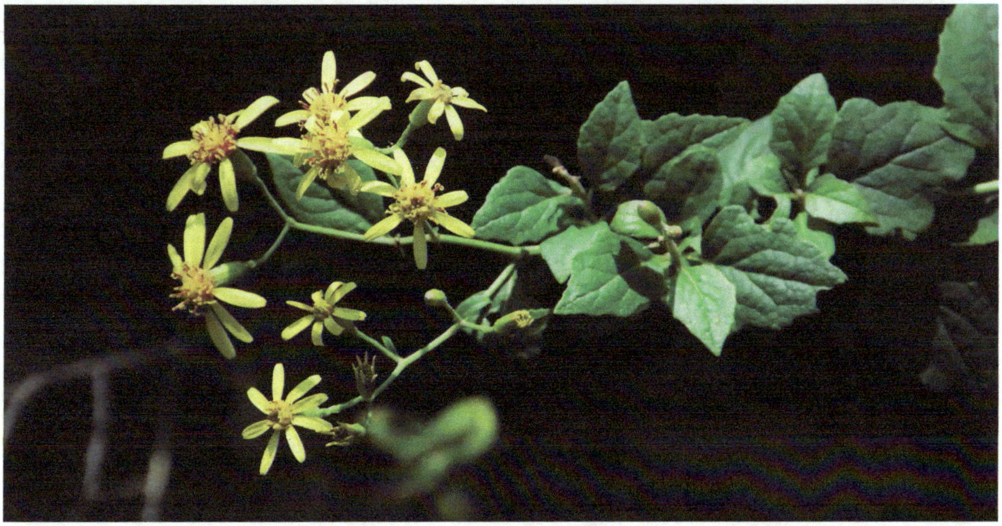

【单方验方】①治感冒发热：千里光、蒲公英、金银花各 10 g，水煎服。②治湿热泄泻：千里光 10 g，委陵菜 15 g，水煎服。③治肠痈腹痛：千里光、白花蛇舌草、败酱草各 20 g，水煎服。④治眼目红肿、疼痛：千里光、野菊花各 10 g，水煎服又外洗。⑤治湿疹瘙痒：千里光适量，水煎洗。

【现代研究】临床上用于治疗结膜炎、沙眼、皮肤瘙痒、上呼吸道感染、滴虫性阴道炎等。

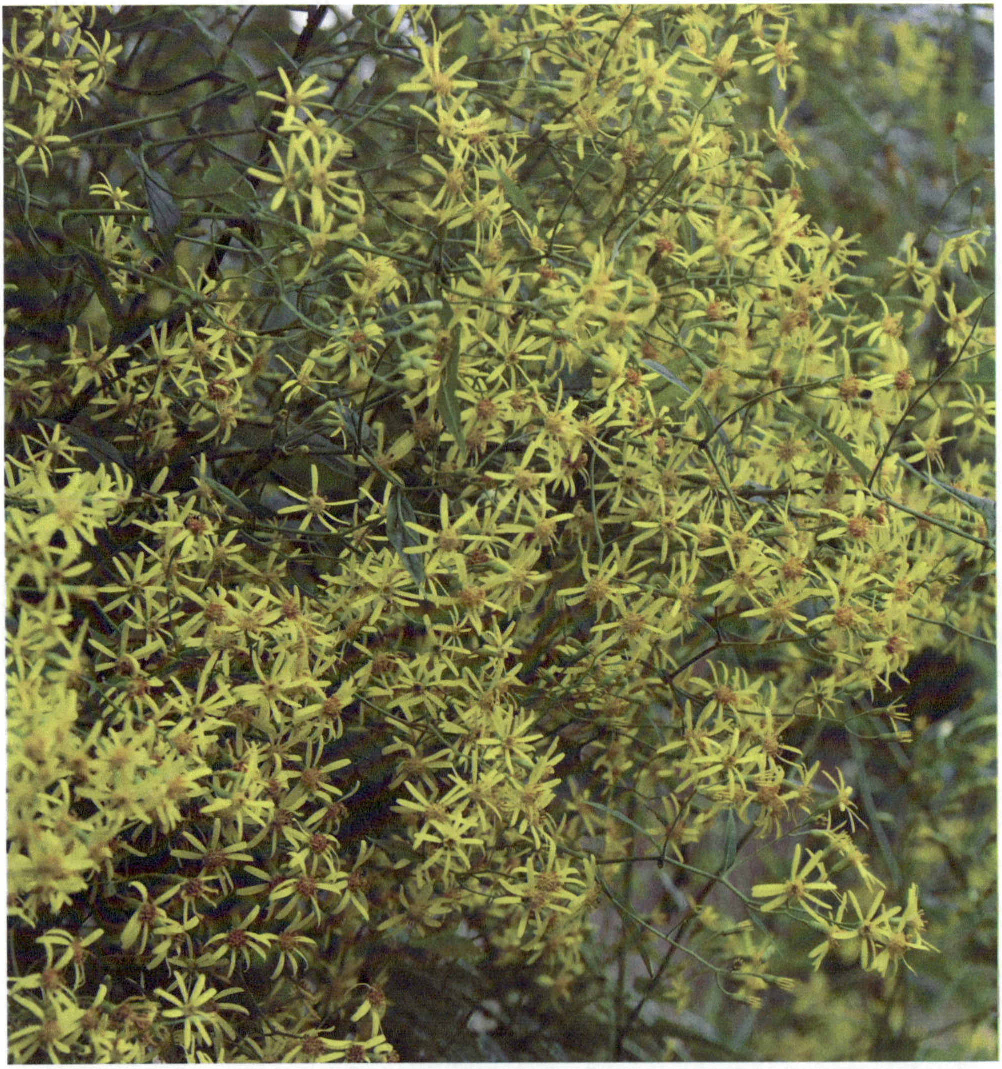

62 牵　牛

【别名】黑丑、白丑、丑牛子。

【来源】旋花科植物牵牛 *Pharbitis nil* (L.) Choisy 或圆叶牵牛 *Pharbitis purpurea* (L.) Voigt。

【形态特征】牵牛：一年生缠绕植物，茎缠绕，多分枝。叶互生；叶片心形，全缘；两面均被毛。叶片的中间裂片卵圆形，先端渐尖；侧裂片斜卵形。花 2 ~ 3 朵腋生；花萼 5 深裂，裂片狭披针形；花冠漏斗状，先端 5 浅裂，紫色或淡红色；雄蕊 5 枚；子房圆形。蒴果球形。花期 6—9 月，果期 7—9 月。

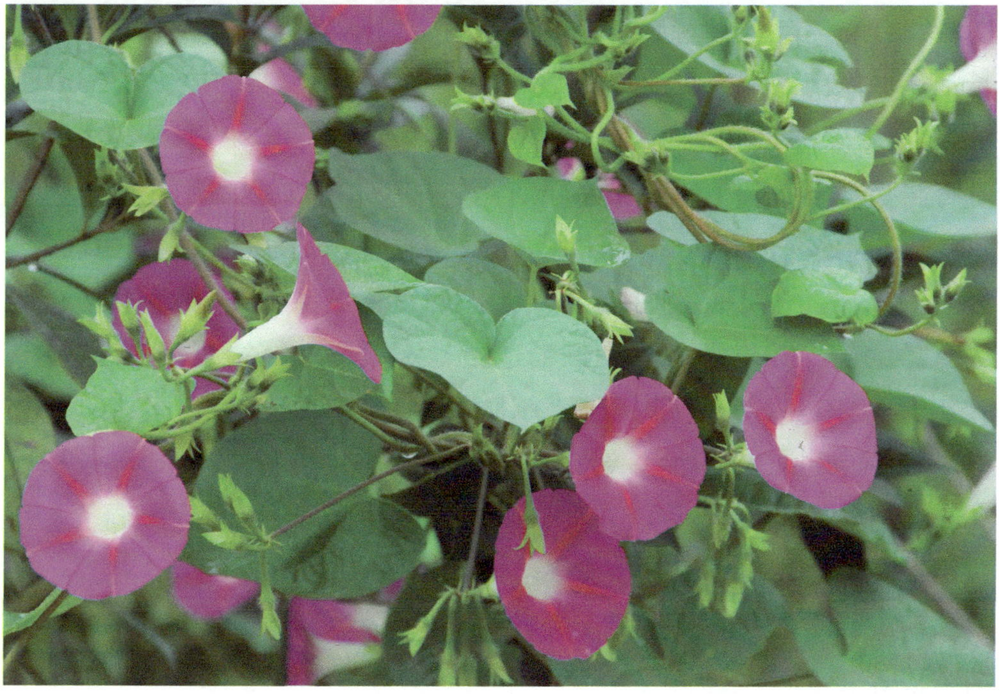

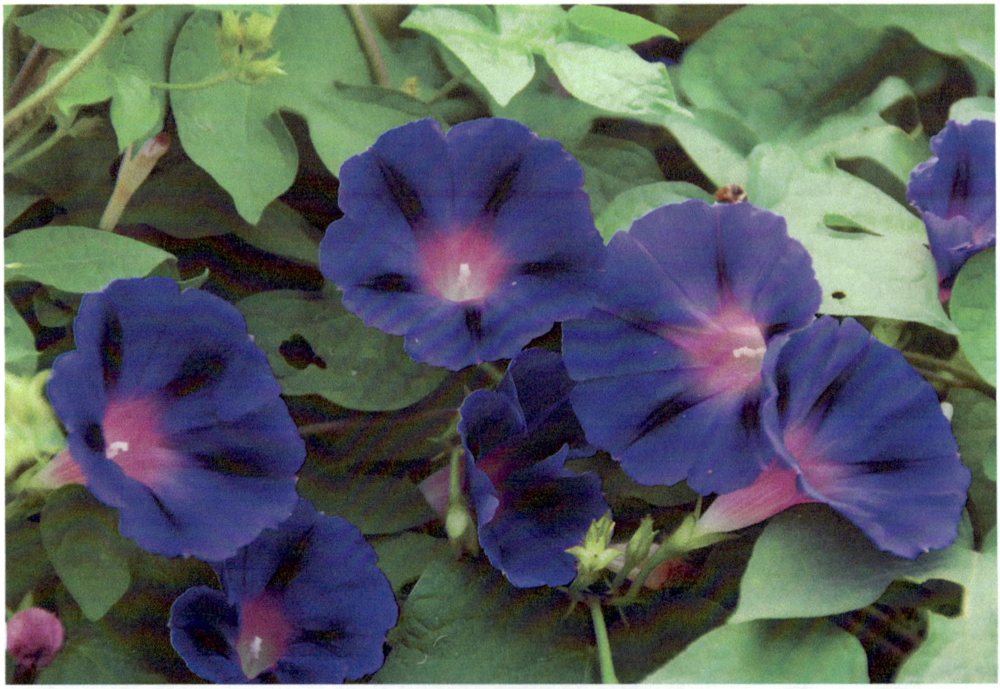

圆叶牵牛：叶片圆心形或宽卵状心形，通常全缘。

【生境及分布】生于路旁、草丛中、墙下半阴湿处。分布于我国长江流域以南各地区。

【药用部位及采收加工】成熟种子（牵牛子）。秋季果实未开裂时将藤茎割下，晒干，打下种子，除去果壳和杂质，备用。

【性味功效】味苦、辛，性寒。泻水通便、消痰涤饮、杀虫攻积。

【单方验方】①治水肿：牵牛子、旋复花根各 15 g，水煎服；或牵牛子、生姜、陈皮各 10 g，红糖适量，水煎服。②治胃痛：牵牛子、万年荞各 10 g，水煎服。③治鹤膝风：牵牛子、生姜、葱各适量，捣烂加酒包患处。④治一切虫积：牵牛子（炒、研末）100 g，槟榔 50 g，使君子肉（微炒）50 个，研末，每次服 6 g，白砂糖调下。小儿用量减半。

【现代研究】临床上用于慢性肾炎水肿、癫痫、寄生虫病、淋巴结结核等。

63 前　胡

【别名】白花前胡、紫花前胡、姨妈菜。

【来源】伞形科植物白花前胡 *Peucedanum praeruptorum* Dunn 或紫花前胡 *Peucedanum decursivum* (Miq.) Maxim.。

【形态特征】白花前胡：多年生草本，高 60～100 cm。根圆锥形。茎直立，单一，上部分枝。基生叶和下部茎生叶纸质；叶长圆形至宽卵形，二至三回羽状分裂，基部有鞘。复伞形花序顶生或腋生；花萼 5 片；花瓣白色；花柱 2 枚，极短。双悬果椭圆形或卵圆形。

紫花前胡：多年生草本，高可达 2 m。根圆锥形，表面黄褐色至棕褐色。茎直立，圆柱形，光滑，紫色。基生叶和茎生叶有长柄，基部膨大成圆形的紫色叶鞘；叶片三角形至卵圆形，坚纸质，先端锐尖，边缘有白色软骨质锯齿；主脉常带紫色。复伞形花序顶生和侧生；总苞片卵圆形，紫色；花瓣倒卵形或椭圆状披针形，深紫色；花药暗紫色。果实长圆形至卵状圆形。花期 8—9 月，果期 9—11 月。

【生境及分布】白花前胡：生于山坡林缘、路旁或半阴性的山坡草丛中。我国南方各地均有分布。

紫花前胡：生于山坡林缘或杂木林灌丛中。分布于东北、华北、华中、华南、西南等地区。

【药用部位及采收加工】根。秋季、冬季挖取根部，除去杂质及泥土，晒干备用。

【性味功效】味苦、辛，性凉。降气祛痰，止咳，解表。

【单方验方】①治风热咳嗽：前胡、折耳根各 30 g，水煎服。②治风寒感冒：前胡、南布正、土柴胡各 10 g，水煎服。③治妇女血虚消瘦：紫花前胡、白苞芹各 30 g，蒸鸡肉吃。④治体虚头晕：前胡、红姨妈菜各 30 g，水煎，以药液冲蛋花吃。

【现代研究】临床上用于治疗支气管哮喘、细菌性痢疾、小儿咳喘等。

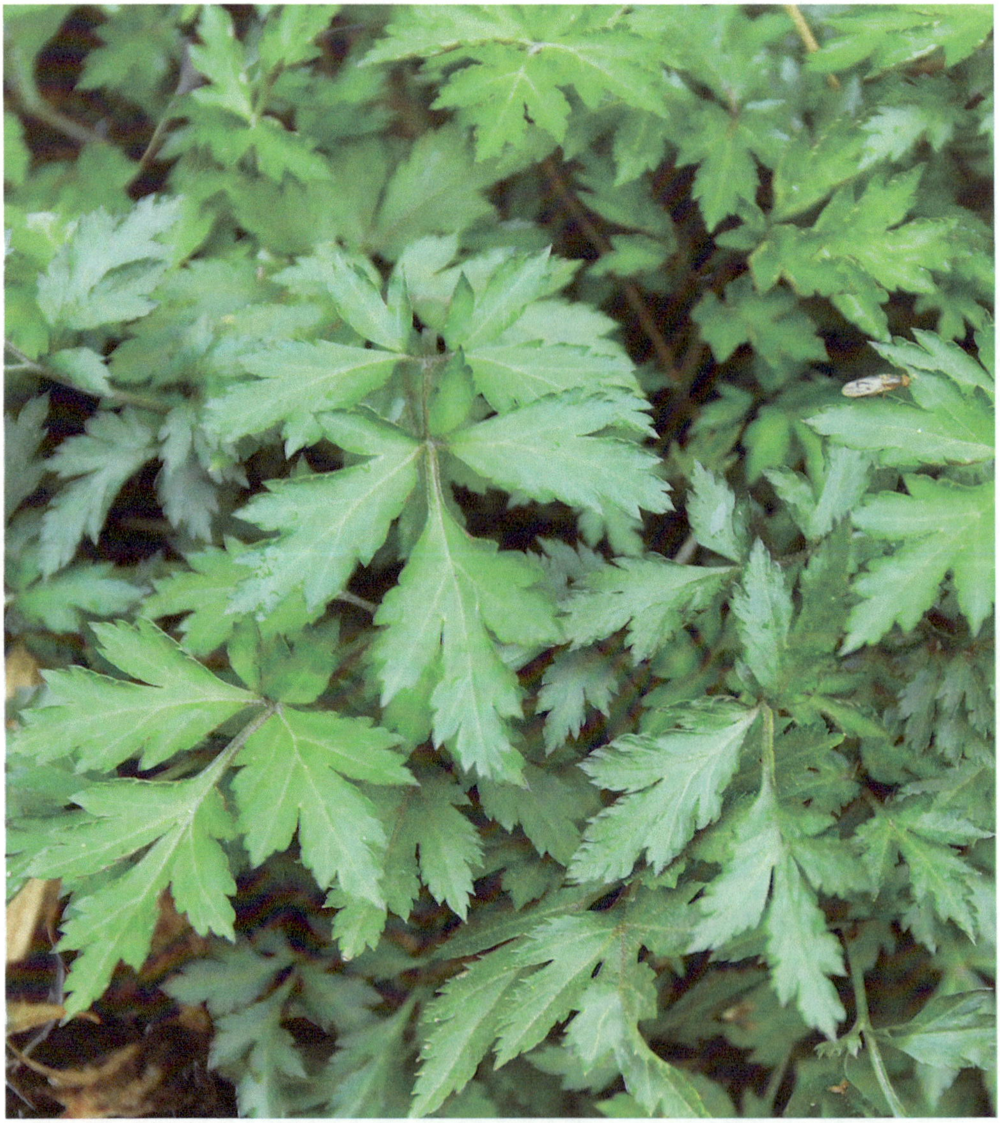

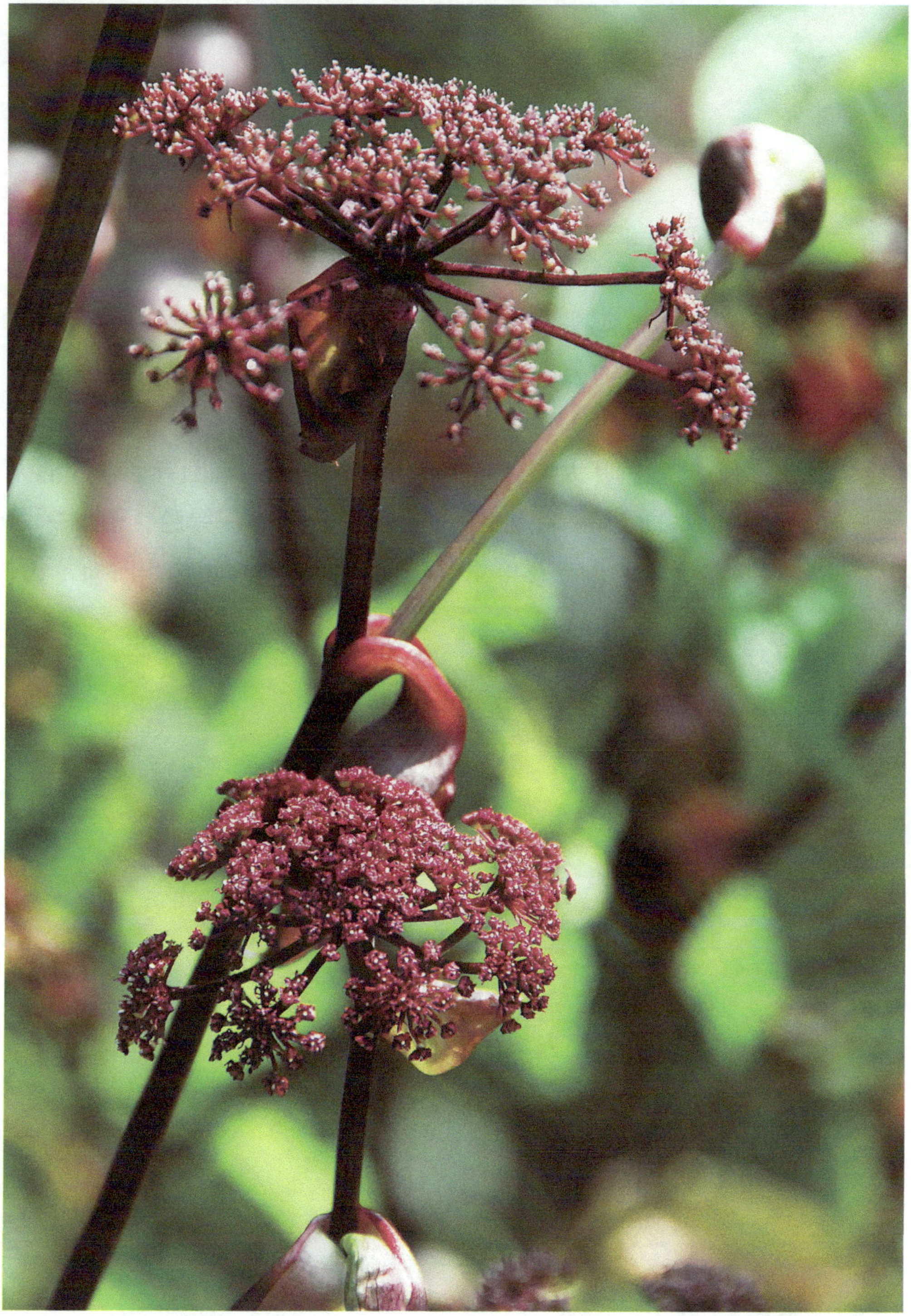

64 芡 实

【别名】鸡头米、鸡头实。

【来源】睡莲科植物芡 *Euryale ferox* Salisb. ex K. D. Koenig et Sims。

【形态特征】多年生水生草本。全株具尖刺。根茎粗壮而短，具白色须根及不明显的茎。叶大型；初生叶沉水，箭形或椭圆肾形，叶柄无刺；后生叶浮于水面，革质，椭圆形至圆形，上面深绿色，下面深紫色；叶脉凸起，边缘上折。花单生，昼开夜合；萼片 4 片，内面紫色；

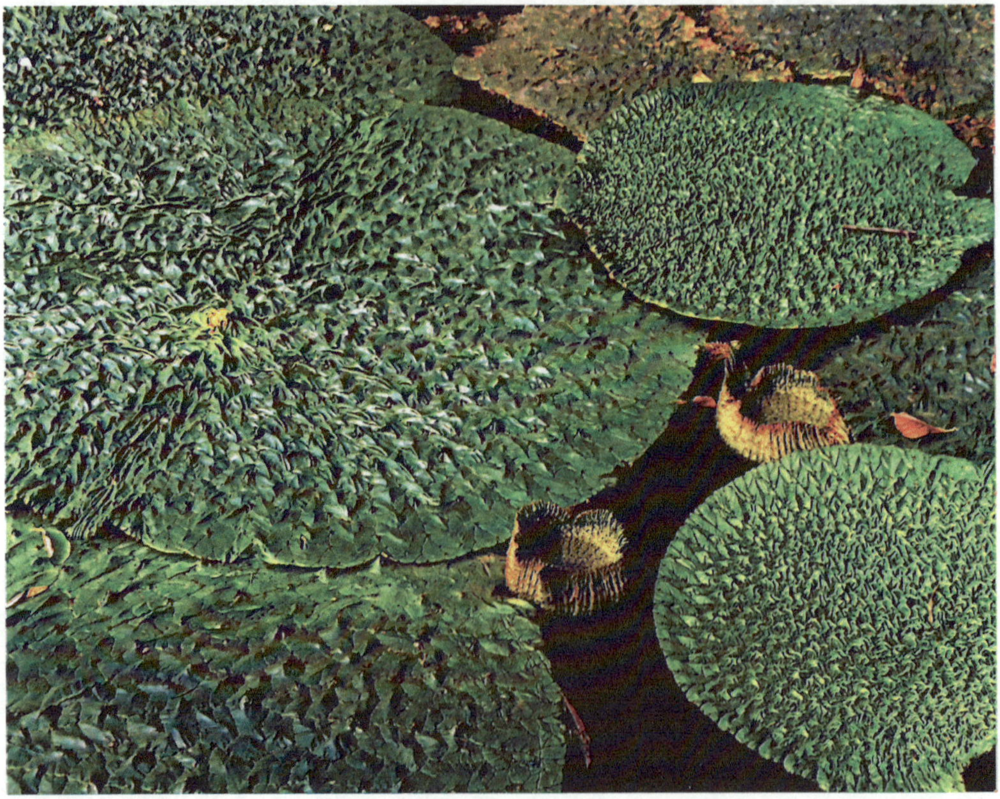

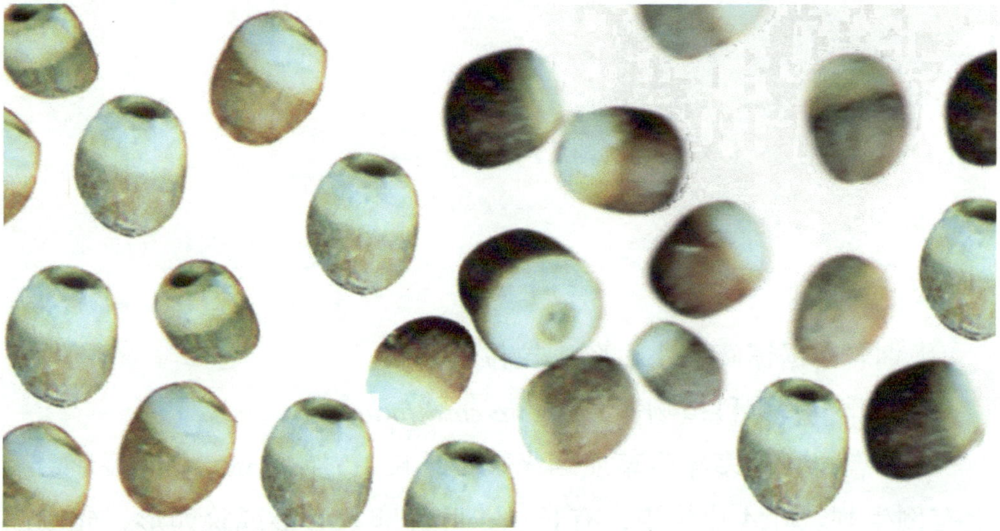

花瓣多数，长圆状披针形，紫红色；雄蕊多数；子房下位，心皮 8 个。浆果球形，暗紫红色。种子球形，黑色。花期 7—8 月，果期 8—9 月。

【生境及分布】生于池塘及水田中。分布于东北、华北、华东、华中、西南等地区。

【药用部位及采收加工】成熟种仁。9—10 月分批采收，果实采回后用棒击破带刺外皮，取出种仁，洗净，阴干备用。

【性味功效】味甘、涩，性平。固肾涩精，补脾止泻。

【单方验方】①治小便混浊：芡实 30 g，白果 10 粒，糯米 30 g，煮粥食用，每日 1 次。②治白带清稀：芡实 15 g，海螵蛸、菟丝子各 12 g，水煎服。③治脾虚久泻不止：芡实、莲子肉、白术各 12 g，党参 15 g，茯苓 9 g，共研末，米汤送服，每次 3～6 g，每日 2～3 次。

【现代研究】临床上用于治疗遗精、滑精、白带过多、慢性前列腺炎、肾炎蛋白尿等。

65 茜 草

【别名】锯锯藤、小血藤、拉拉秧。

【来源】茜草科植物茜草 *Rubia cordifolia* L.。

【形态特征】多年生草质攀缘藤本，长 1.5 ~ 3.5 m。茎四棱形，棱上有倒生刺。叶 4 片轮生，有长柄；叶片卵状心形或狭卵形，先端渐尖，基部心形或圆形，全缘。聚伞花序圆锥状，腋生或顶生；花小；花冠 5 裂，淡黄色。浆果球形，肉质。花期 8—9 月，果期 10—11 月。

【生境及分布】生于山坡、路旁和疏林下的灌丛中。分布于我国大部分地区。

【药用部位及采收加工】根及根茎（茜草）、茎叶（茜草藤）。根及根茎 11 月挖取，洗净，晒干备用。茎叶夏秋季采收，切段，晒干备用或鲜用。

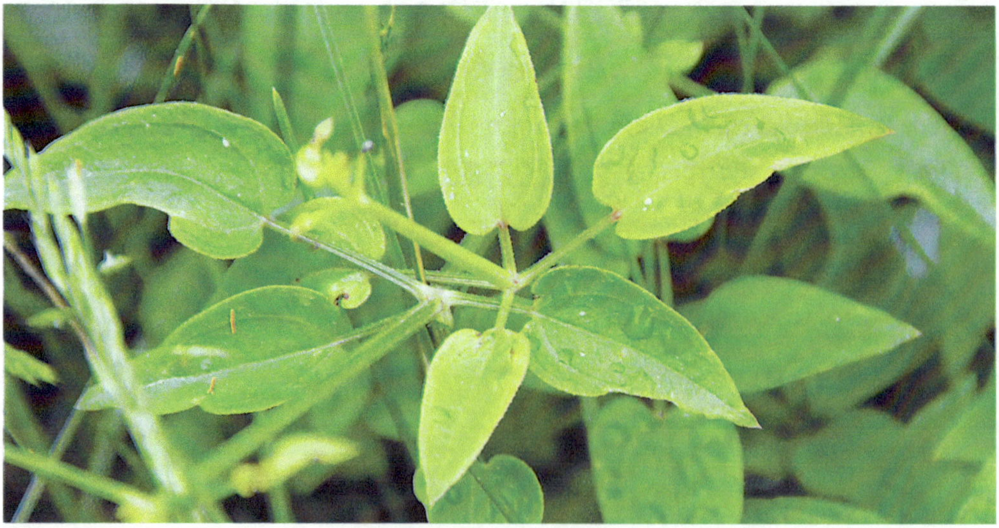

【性味功效】根及根茎：味苦，性寒。化瘀止血，活血生新。

茎叶：味苦，性凉。止血，化瘀。

【单方验方】①治跌打损伤：茜草、黑骨藤、血当归、四块瓦各20 g，泡酒服。②治月经不调：茜草、对叶莲、血当归各30 g，水煎服。③治咯血、吐血：茜草、檵木、白及各20 g，水煎服。④治痔血：茜草、仙鹤草、勾儿茶各20 g，水煎服。⑤治牙痛：茜草、花椒各10 g，水煎含漱。⑥治血热吐血、妇女血崩：茜草藤60 g，水煎服。⑦治跌打损伤、筋骨疼痛：茜草藤24 g，炖猪蹄服。⑧治疔疽：鲜茜草藤适量，加盐少许，捣烂，外敷疽头。⑨治痈肿：鲜茜草藤适量，捣烂，外敷患处。

【现代研究】临床上根及根茎用于治疗肺结核咯血、消化道出血、功能性子宫出血、血小板减少性紫癜、白细胞减少症、肝炎、肠炎等；茎叶用于治疗肺结核咯血、消化道出血、功能性子宫出血、血小板减少性紫癜、跌打损伤、风湿筋骨痛、痈肿疔毒等。

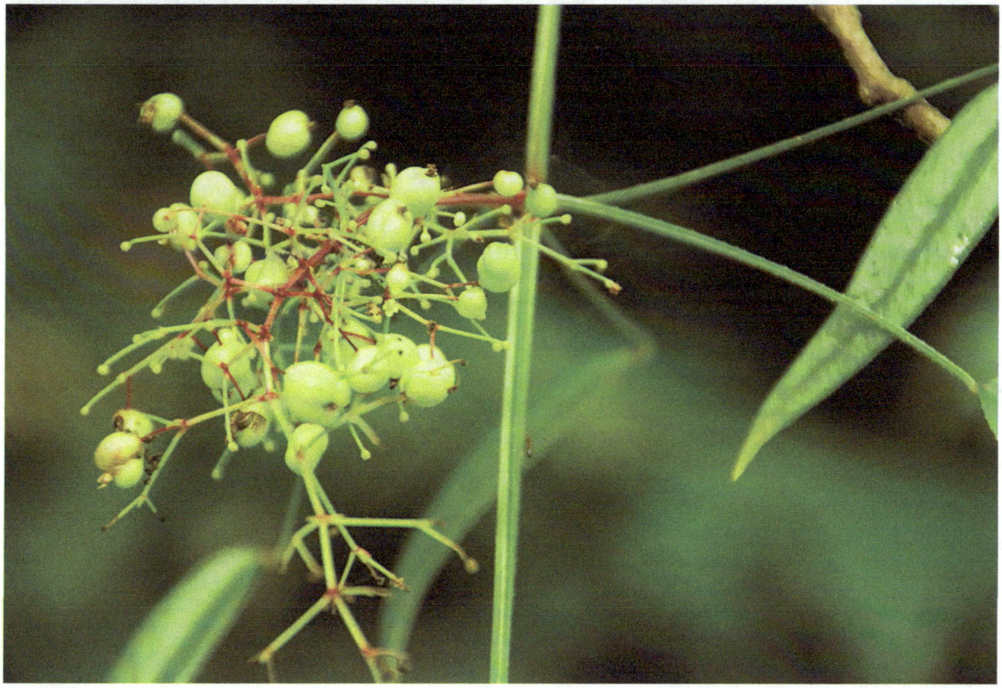

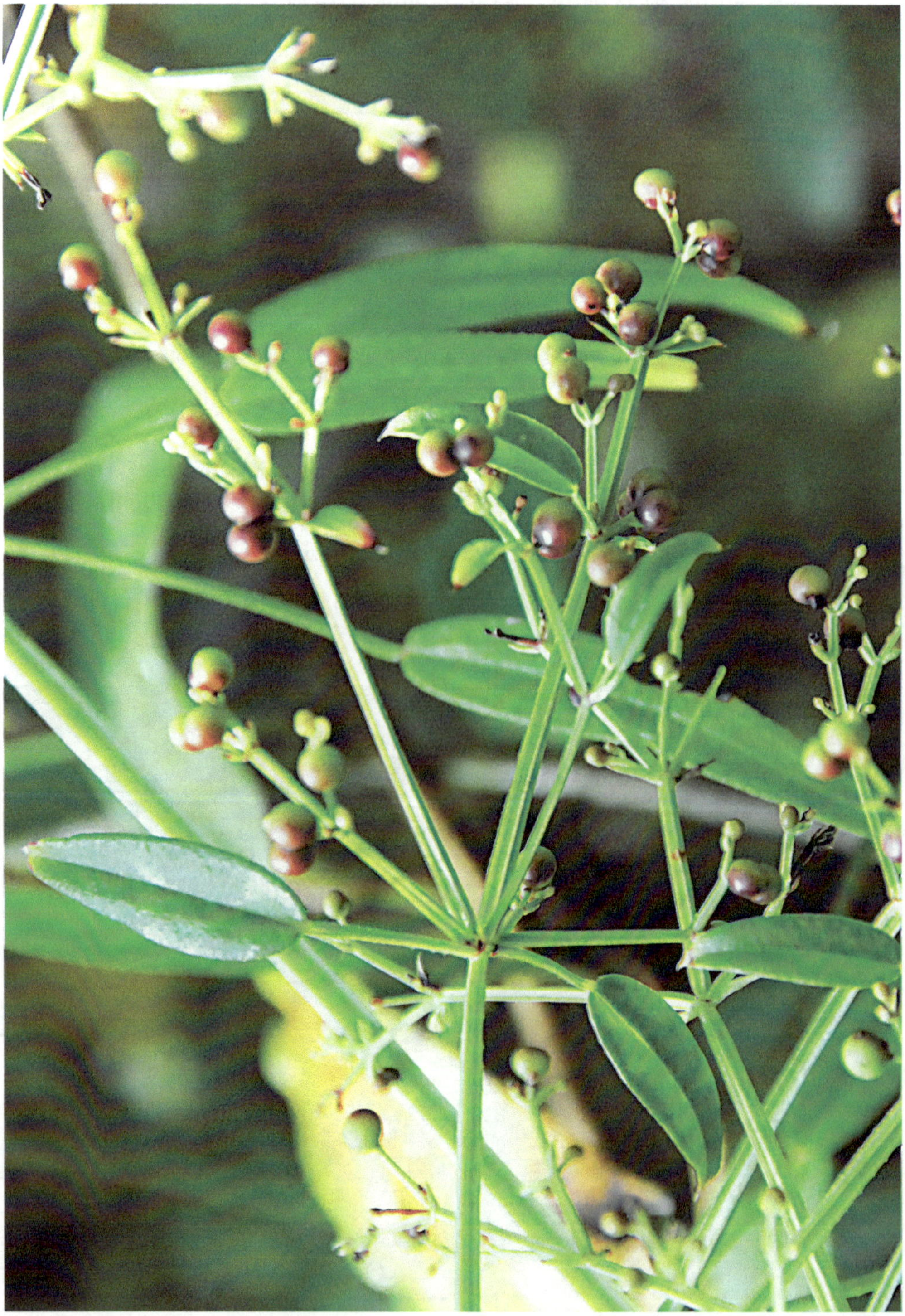

66　茄

【别名】落苏、矮瓜、吊菜子。

【来源】茄科植物茄 *Solanum melongena* L.。

【形态特征】一年生草本。茎直立；基部木质化，上部分枝；绿色或紫色；全体被星状柔毛。单叶互生；叶片卵状椭圆形，先端钝，边缘波状浅裂。聚伞花序侧生；花萼钟形；花冠紫蓝色；雄蕊 5 枚，花丝短，着生于花冠后部，花药黄色；雌蕊 1 枚，子房 2 室。果长椭圆形、球形，深紫色、淡绿色或黄白色；基部有宿萼。花期 6—8 月。

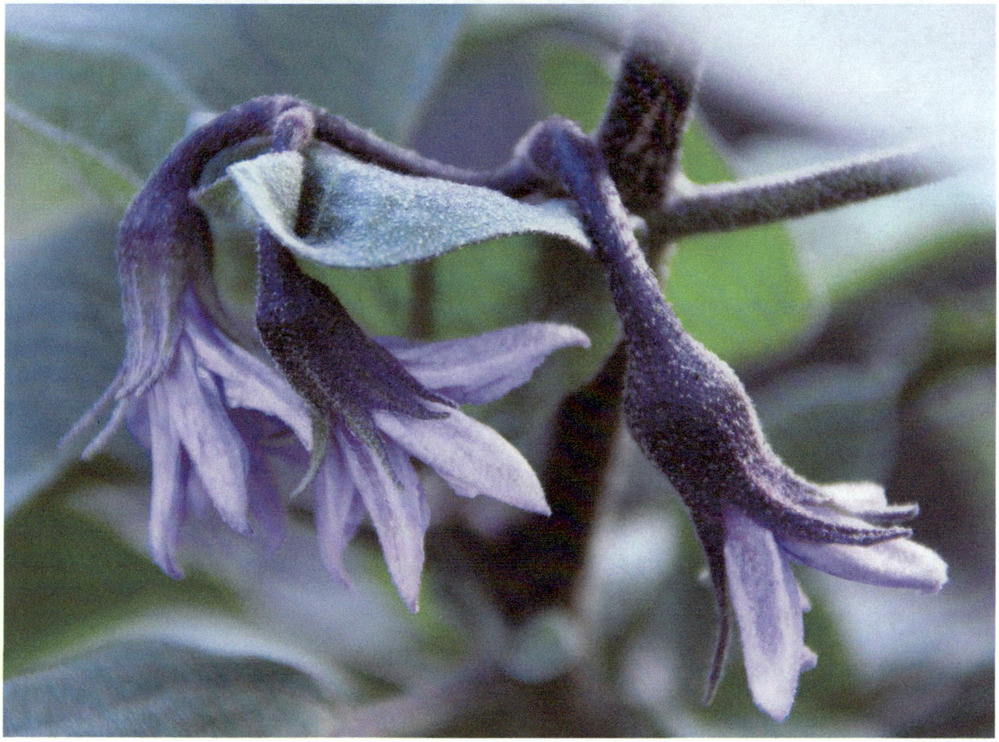

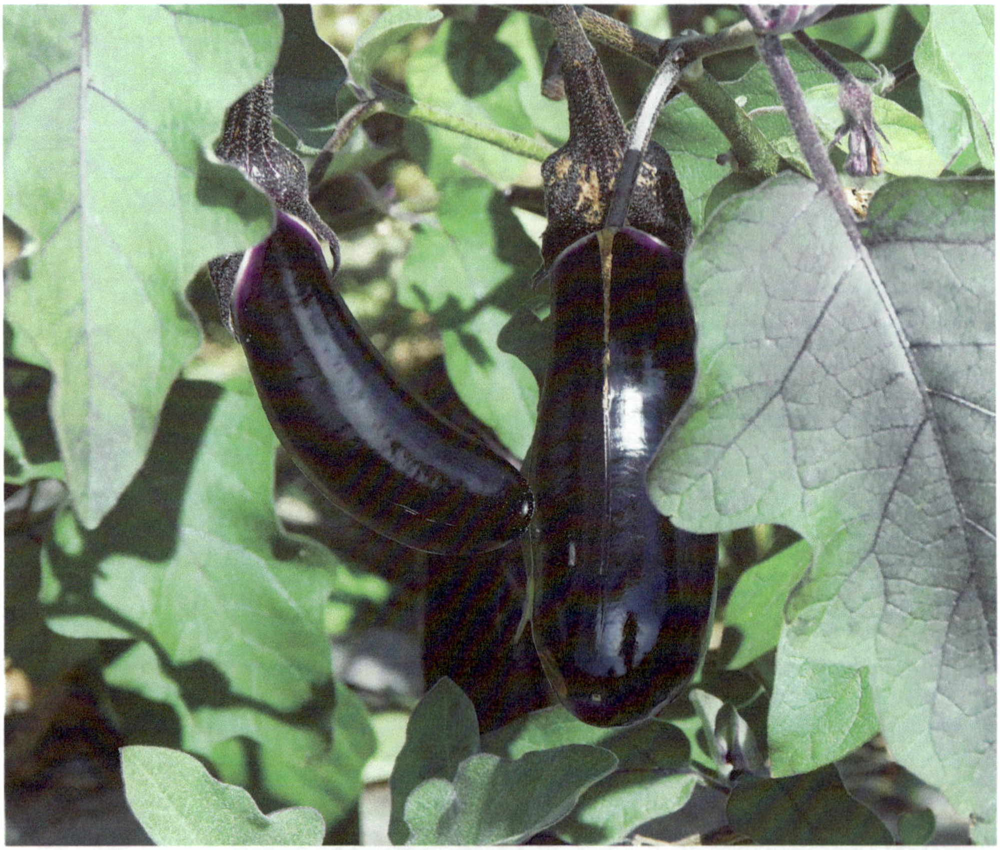

【生境及分布】我国各地均有栽培。

【药用部位及采收加工】果实（茄子）、叶（茄子叶）。夏秋季果实成熟时采收，切片，晒干备用或鲜用。叶和根夏季采收，晒干备用或鲜用。

【性味功效】味甘，性凉。清热，活血，止痛，消肿。

【常用配方】①治疮痈红肿、冻疮：鲜茄子适量，捣烂，外敷患处。②治血热便血、痔疮：茄子叶、血人参各 15 g，水煎服。③治湿热带下：茄子、胭脂花根各 20 g，水煎服。④治尿血：茄子根、白茅根各 15 g，水煎服。

【现代研究】临床上用于治疗咳嗽痰多、炎性肿痛、蛇咬伤、蜂蜇伤等。

67 芹　菜

【别名】旱芹、药芹。

【来源】伞形科植物旱芹 *Apium graveolens* L.。

【形态特征】二年生或多年生草本，高 15～150 cm。全株有强烈香气。根细圆锥形，土黄色。茎直立光滑，下部分枝，斜向上开展。根生叶有柄，叶片长圆形至倒卵形；上部茎生叶片阔三角形，常裂为 3 片小叶，小叶倒卵形。复伞形花序顶生或与叶对生；小伞形花序有花 7～29 朵；花瓣白色或黄绿色。分生果圆形或长椭圆形，果棱尖锐。花期 4—7 月。

【生境及分布】我国各地均有栽培。

【药用部位及采收加工】全草。春夏季采收，洗净，晒干备用或鲜用。

【性味功效】味辛、甘，性凉。清热解毒，祛风，平肝，利水，止血。

【单方验方】①防治高血压病：鲜芹菜适量，捣烂取汁服，每次 50～100 mL，每日 1～2 次。②治尿血：鲜芹菜 30 g，鲜山韭菜 20 g，捣烂取汁服。③治疝气痛：芹菜 30 g，小茴香根 20 g，水煎服。④治妇女崩漏下血：鲜芹菜 30 g，茜草 6 g，六月雪 12 g，水煎服。

【现代研究】临床上用于治疗高血压病，急性膀胱炎尿急、尿血，月经不调，崩漏，痈疮肿痛，等等。

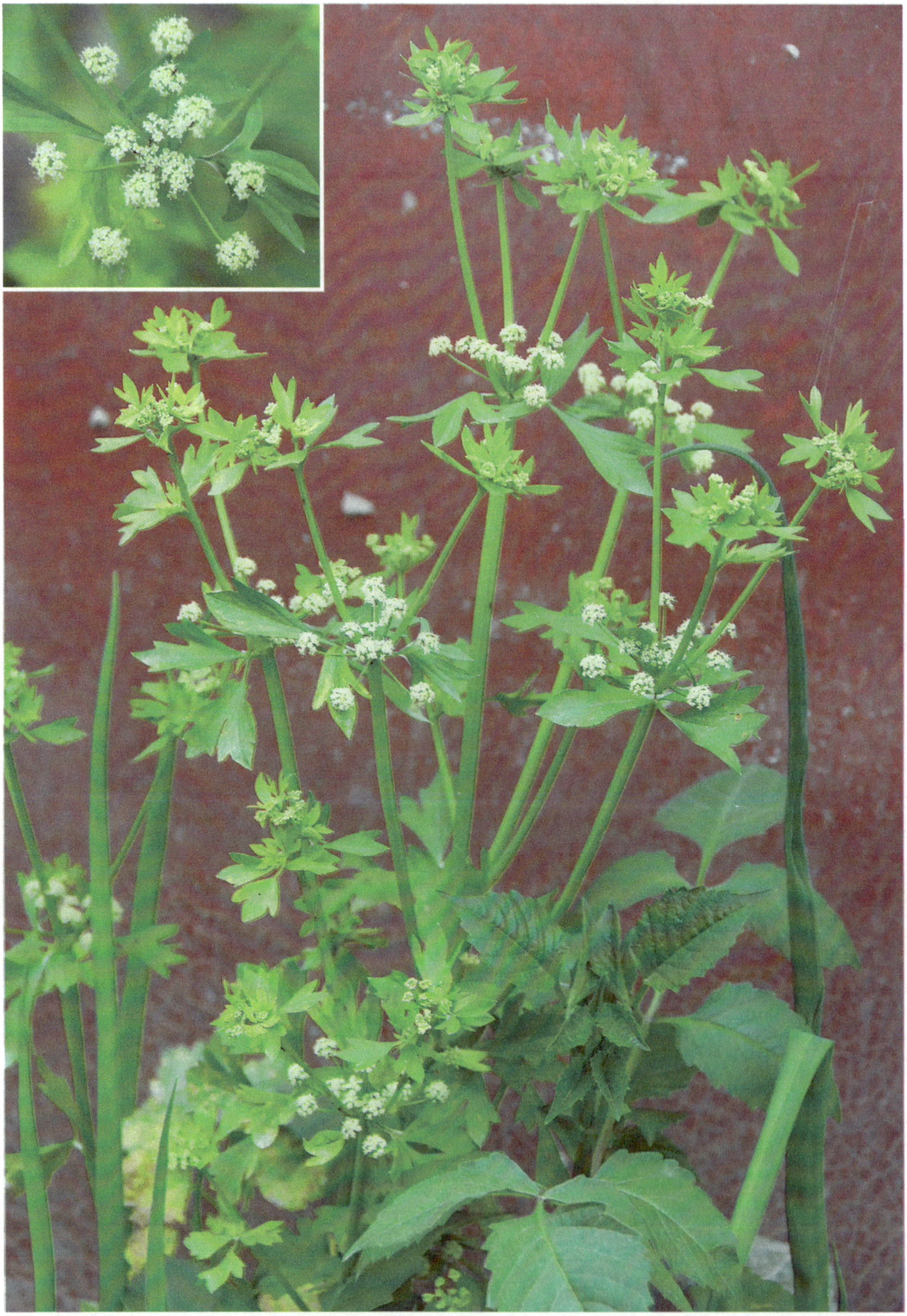

68 秦 艽

【别名】麻花艽、秦胶、左秦艽。

【来源】龙胆科植物粗茎秦艽 *Gentiana crassiicaulis* Duthie ex Burk.。

【形态特征】多年生草本，高 30～40 cm。须根多条，相互缠绕成一个粗壮的根。茎直立或斜上，圆柱形，无毛。基生叶多丛生；叶片较大，窄椭圆形或椭圆状披针形，先端稍尖，全缘；主脉 5 条贯通叶片。茎生叶对生，较小。花多数，无花梗；花萼筒膜质，一侧裂开

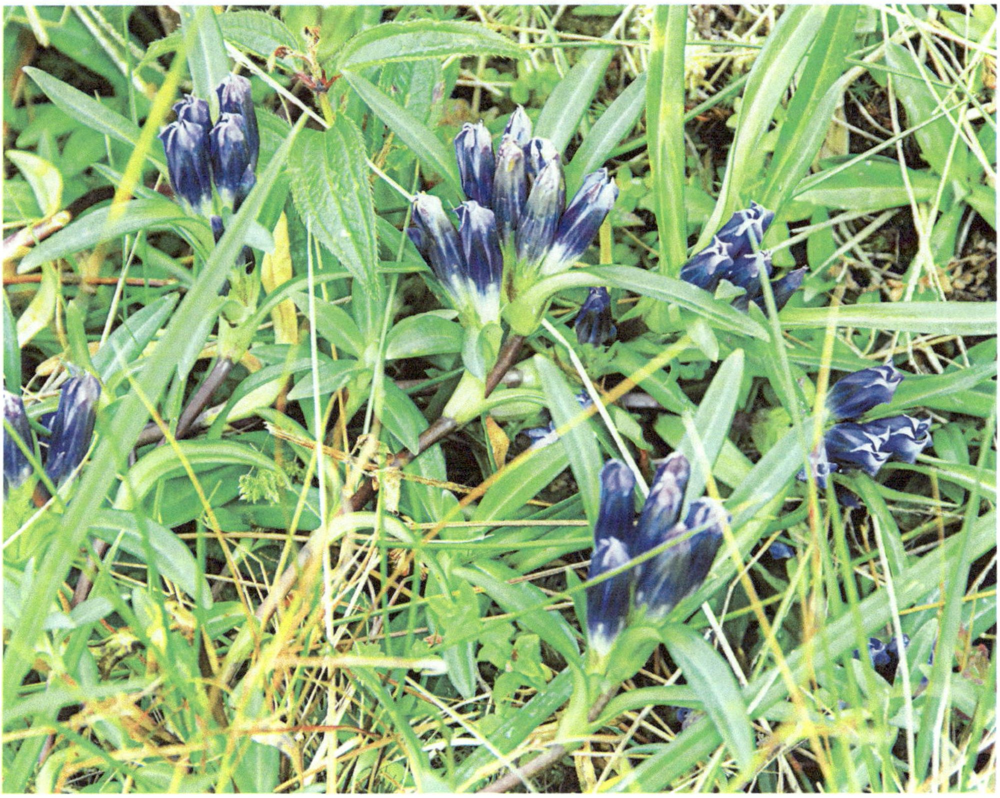

呈佛焰苞状；花冠蓝紫色或深蓝色，内面有斑点；雄蕊 5 枚；子房长圆形。蒴果内藏。花期 6—9 月，果期 9—10 月。

【生境及分布】生于高山草甸、山坡草地和灌丛中。分布于甘肃、青海、四川、贵州、云南、西藏等地。

【药用部位及采收加工】根。春、秋二季采收，去除茎叶，晒软，堆置“发汗”，“发汗”至药材表面呈红黄色或灰黄色时摊开，晒干备用。

【性味功效】味苦、辛，性平。祛风除湿，活血舒筋，清热利尿。

【单方验方】①治黄疸、小便短赤：秦艽 15 g，牛乳适量，共煎，去滓，兑芒硝 3 g 服。②治小便艰难、小腹胀满：秦艽 30 g，以水一大盏，煎取七分，去滓，餐前分 2 次服。③治疮口不合：秦艽适量，研末，撒于患处。④治虚劳潮热、盗汗：秦艽、柴胡、知母、甘草各 30 g，水煎服。

【现代研究】临床上用于治疗关节痛、头痛、牙痛、流行性脑脊髓膜炎等。

69 青　藤

【别名】青风藤、清风藤。

【来源】防己科植物风龙 *Sinomenium acutum* (Thunb.) Rhed. et Wils.。

【形态特征】木质大藤本，长可达 20 m。茎灰褐色，有不规则裂纹；小枝圆柱状，有直条纹。叶纸质或革质；叶片心状圆形至阔卵形，先端渐尖或短尖，基部心形或近截平；上面绿色，下面灰绿色；掌状脉 5 条。圆锥花序腋生；花小，淡黄绿色；雌雄异株；萼片 6 片，2 轮；花瓣 6 瓣；雄花雄蕊 9 ~ 12 枚；不育雌花雄蕊丝状，心皮 3 枚。核果扁球形，红色至暗红色。花期夏季，果期秋末。

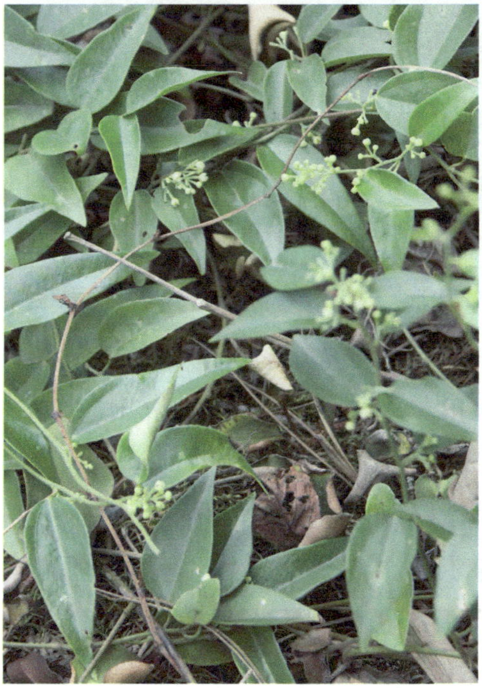

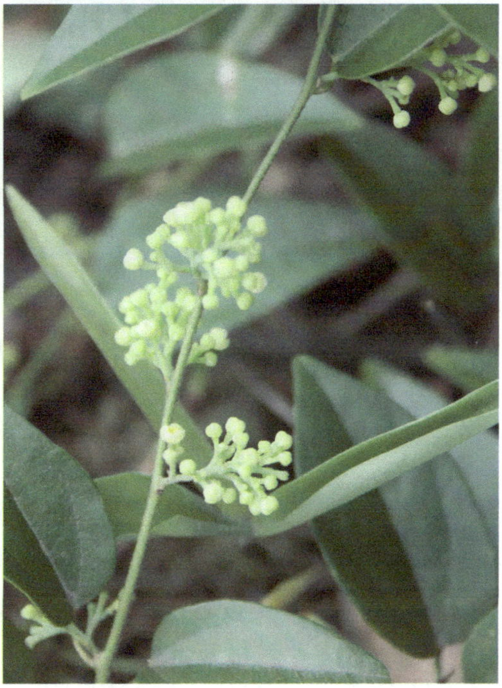

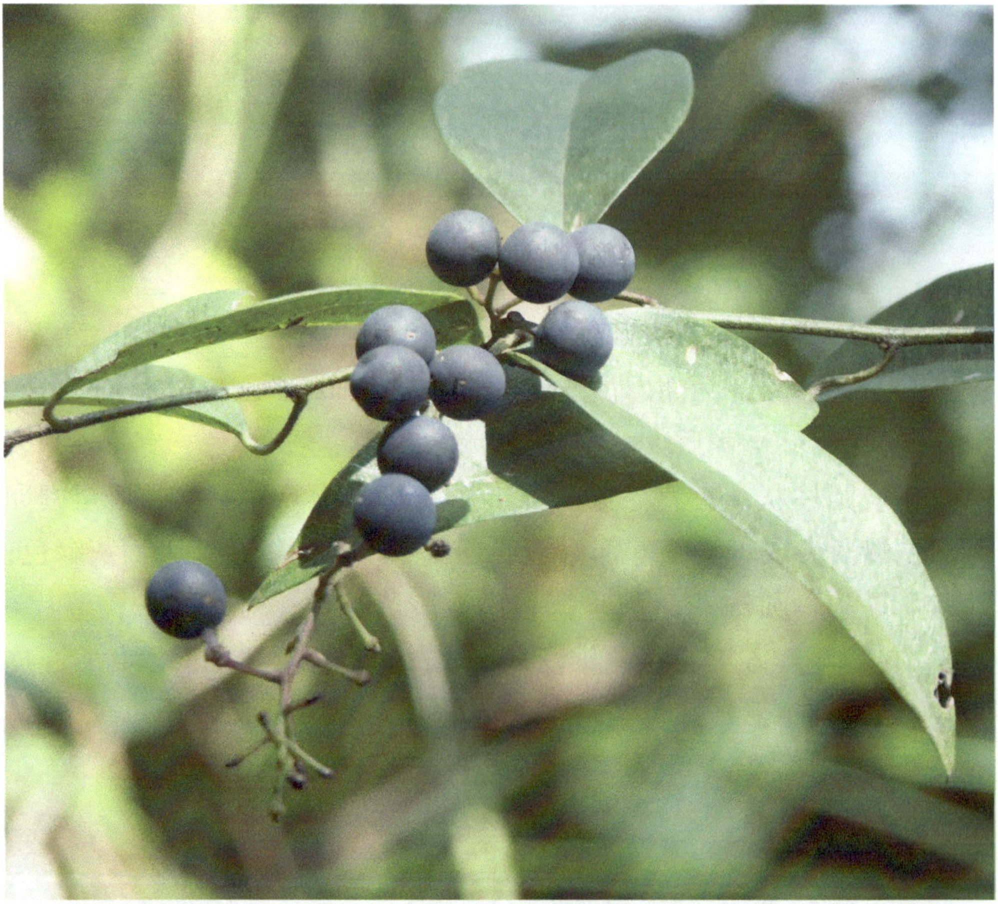

【生境及分布】生于林中、林缘、沟边或灌丛中。分布于我国长江流域以南各地区。

【药用部位及采收加工】藤茎（青藤）、根（青藤根）。藤茎夏、秋二季采收，除去泥沙，洗净，晒干备用；或切段，晒干备用。根秋、冬二季采收，洗净泥土，除去须根，晒干或微火烘干备用。

【性味功效】味苦、辛，性平。祛风通络，除湿止痛。

【单方验方】①治风湿痹痛：青藤根 90 g，防己 30 g，水酒各半煎服。②治关节疼痛：青藤、红藤各 15 g，水煎服，以适量酒为引。

【现代研究】临床上用于治疗急性风湿病、慢性风湿性关节炎、类风湿性关节炎、水肿、四肢麻木等。

70 青葙子

【别名】青箱、草蒿。

【来源】苋科植物青葙 *Celosia argentea* L.。

【形态特征】一年生草本，全体无毛。茎直立，绿色或红色，通常有分枝。叶互生；叶片披针形或椭圆状披针形，先端渐尖，基部下延成叶柄，全缘。穗状花序单生于茎顶或分枝末端。花被5片；雄蕊5枚，花药粉红色，“丁”字形着生；子房长圆形。胞果卵形，具种子数粒。花期5—8月，果期6—10月。

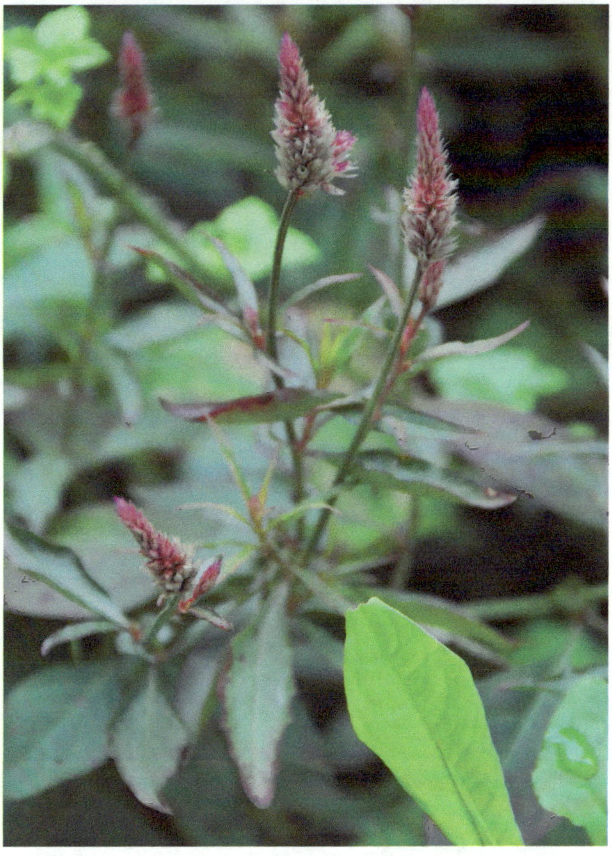

【生境及分布】生于荒野路旁、山沟、河滩、沙丘的向阳处。我国大部分地区均有分布及栽培。

【药用部位及采收加工】成熟种子（青葙子）、茎叶（青葙子茎叶）。种子于7—9月种子成熟时采收，过筛，去杂质，晒干备用。茎叶夏季采收，晒干备用或鲜用。

【性味功效】种子：味苦，性寒。疏风热，清肝火，明目退翳。

茎叶：味苦，性寒。清热燥湿，杀虫止痒，凉血止血。

【单方验方】①治夜盲目翳：青葙子 15 g，乌枣 30 g，开水冲，饭前服。②治视物不清：青葙子 6 g，夜明沙 60 g，蒸鸡肝或猪肝食。③治暴发火眼、目赤涩痛：青葙子、黄芩、龙胆草各 9 g，菊花 12 g，生地黄 15 g，水煎服。④治白带过多、月经过多：青葙子 18 g，响铃草 15 g，同瘦猪肉炖服。⑤治鼻衄出血不止：鲜青葙子适量，捣烂取汁，灌鼻。⑥治小儿小便混浊：鲜青葙子茎叶 15 ~ 30 g，青蛙 1 只，炖服。⑦治妇女阴痒：青葙子茎叶 90 ~ 120 g，水煎熏洗。⑧治痈疮：鲜青葙子茎叶适量，捣烂外敷。

【现代研究】临床上种子用于治疗高血压病、急性结膜炎、风疹、湿疹等；茎叶用于治疗皮肤瘙痒、湿疹、痈疮、阴道炎等。

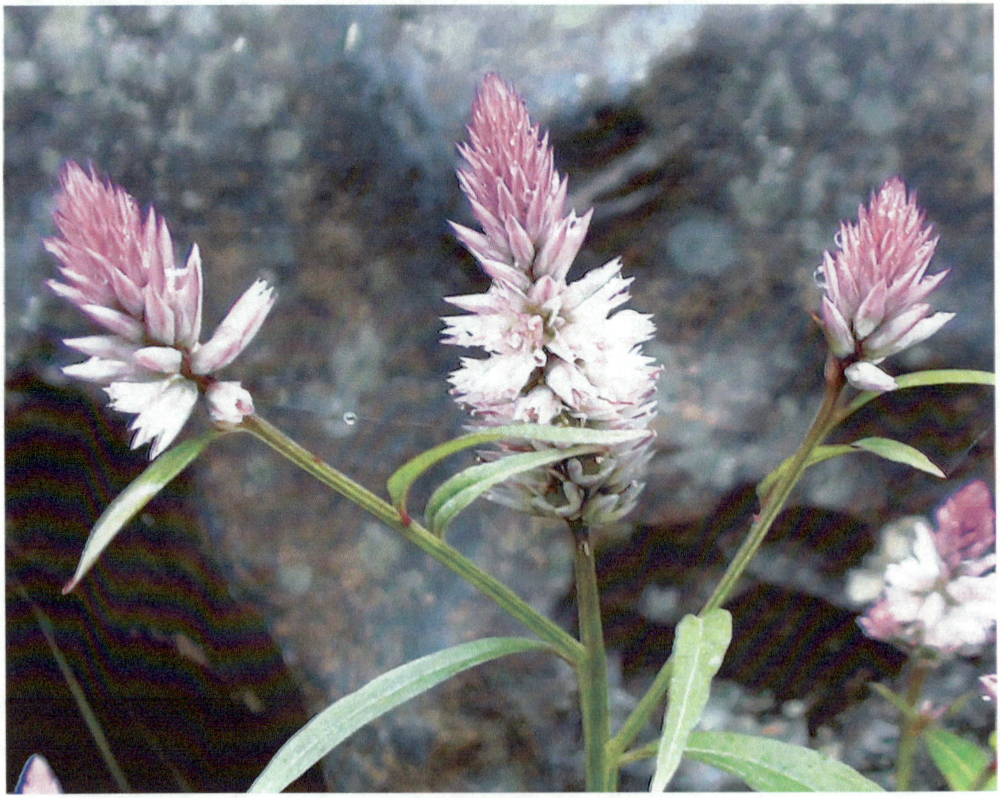

71 青鱼胆草

【别名】小龙胆草。

【来源】龙胆科植物红花龙胆 *Gentiana rhodantha* Franch.。

【形态特征】多年生草本，高 20 ~ 50 cm。根数条，丛生，稍肉质。茎直立，基部分枝，略呈紫色或绿色，节部膨大。基生叶莲座状，叶片椭圆形或倒卵形。茎生叶对生；叶片卵状三角形，先端渐尖或急尖，基部多少抱茎，边缘具细锯齿。花单生于茎顶，无花梗；花萼筒状，膜质，5 裂；花冠淡红色，带紫色条纹，5 裂；雄蕊 5 枚；

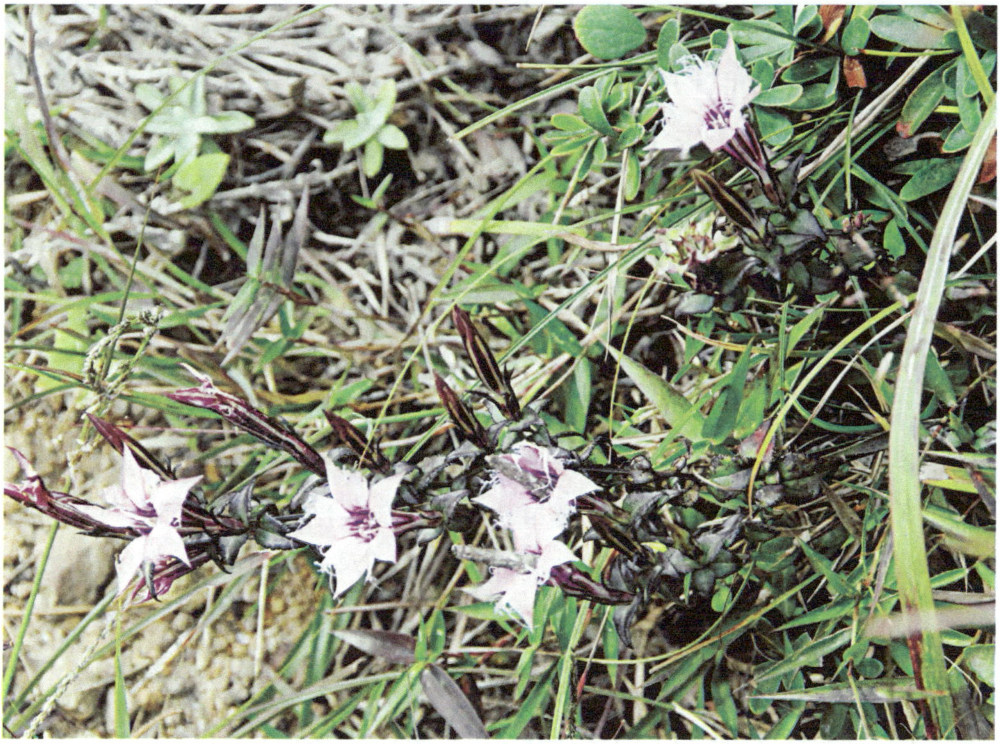

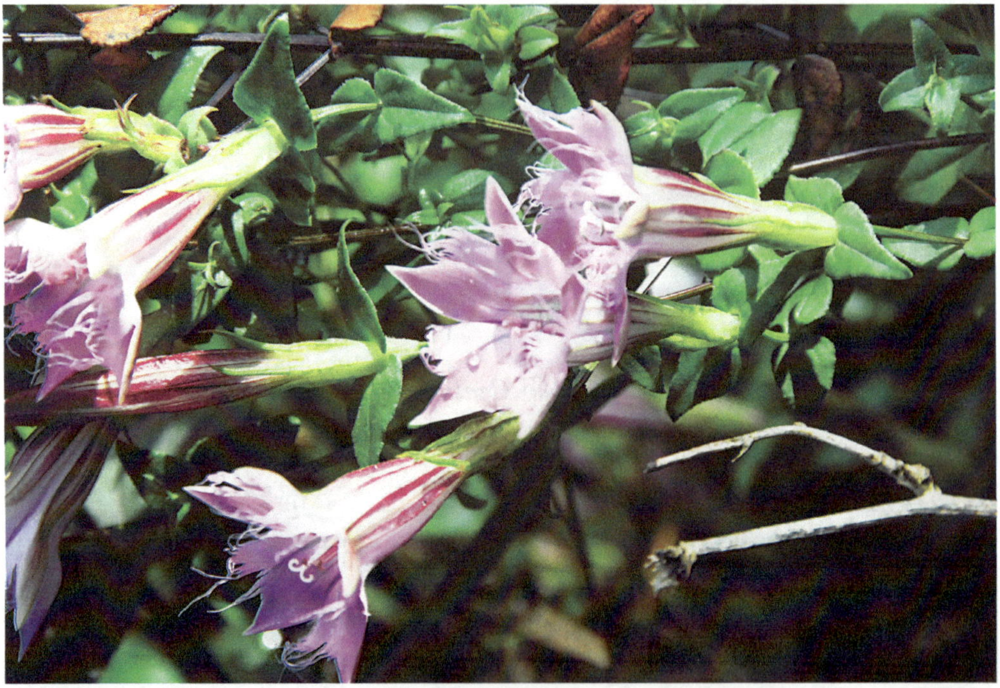

子房椭圆形。蒴果内藏或先端外露。种子近圆形，淡褐色，具狭翅。花果期10月至翌年3月。

【生境及分布】生于高山灌丛中、林下、草地上。分布于贵州、云南、四川、陕西、甘肃、河南、湖北、广西等地。

【药用部位及采收加工】全草。夏秋季采收，洗净，晒干备用或鲜用。

【性味功效】味苦，性寒。清热利湿，凉血解毒。

【单方验方】①治热咳：青鱼胆草9 g，甜酒1小碗，蒸热服。②治感冒咳嗽：青鱼胆草、兔耳风各15 g，水煎服。③治黄疸：青鱼胆草、蓝布正各30 g，满天星、灯心草各15 g，水煎服。④治疔毒肿痛：青鱼胆草15～30 g，水煎服，并取适量鲜叶片捣烂外敷患处。⑤治烫伤：鲜青鱼胆草适量，水煎，取药液外搽患处。

【现代研究】临床上用于治疗肺炎、支气管炎、黄疸性肝炎、痢疾、小便不利、产褥热、小儿惊风、疮疡、蛇咬伤、烫伤等。

72 苘 麻

【别名】苘、白麻。

【来源】锦葵科植物苘麻 *Abutilon theophrasti* Medikus。

【形态特征】一年生草本，高 1 ~ 2 m，栽培者高可达 3 ~ 4 m。茎直立，被柔毛。叶互生；叶片圆心形，先端尖，基部心形，边缘具细圆锯齿；两面密生柔毛。花单生于叶腋；花萼绿色，上部 5 裂；花瓣 5 瓣，黄色。蒴果成熟后裂开。种子肾形，褐色。花期 7—8 月，果期 9—10 月。

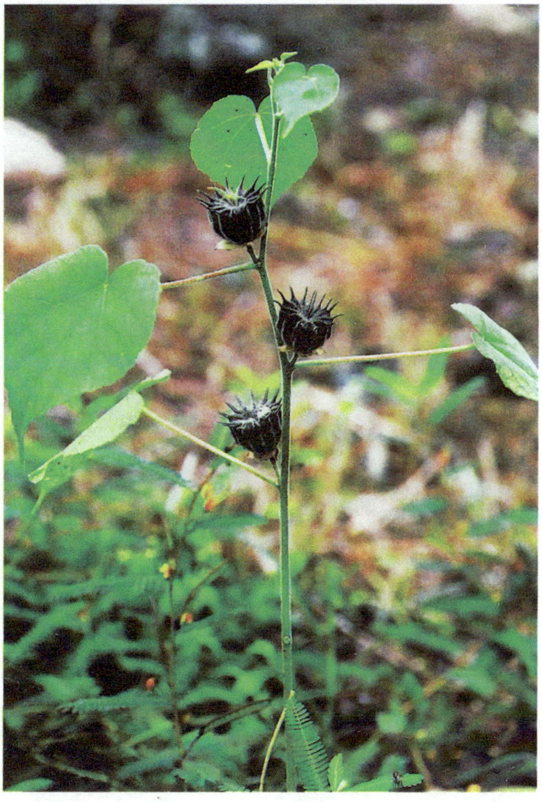

【生境及分布】生于路旁、山野、荒地。有栽培。分布于除青藏高原外的其他各地。

【药用部位及采收加工】全草（苘麻）、根（苘麻根）、种子（苘麻子）。全草夏季采收，晒干备用或鲜用。根立秋后挖取，去茎叶，洗净，晒干备用。种子于秋季果实成熟时采收，除去果皮及杂质，晒干备用。

【性味功效】种子：味苦，性平。清热利湿，解毒消痈，退翳明目。

全草：味苦，性平。清热利湿，解毒，开窍。

根：味苦，性平。利湿解毒。

【单方验方】①治赤白痢疾：苘麻子 30 g，炒香研末，蜂蜜水送下，每次 3 g，每日 2～3 次。②治腹泻：苘麻子适量，焙干研末，水送服，每次 3 g，每日 2 次。③治小便涩痛：苘麻子 15 g，水煎服。④乳汁不下：苘麻子 12 g，王不留行 15 g，穿山甲 6 g，水煎服。⑤治耳痛流脓：鲜苘麻 60 g，猪耳适量，水煎服；或苘麻 15 g，糯米 30 g，水煎服。⑥治乳蛾肿痛：苘麻、一枝黄花各 15 g，天胡荽 9 g，水煎服或捣汁服。⑦治睾丸肿痛：苘麻根、苍耳草根各 15 g，鸭蛋 1 个，水酒煎服。

【现代研究】临床上种子用于治疗小便淋痛、急性结膜炎、乳腺炎、痈疮、痢疾等；根和全草用于治疗痈疽疮疡、化脓性扁桃体炎、睾丸炎、中耳炎、痢疾等。

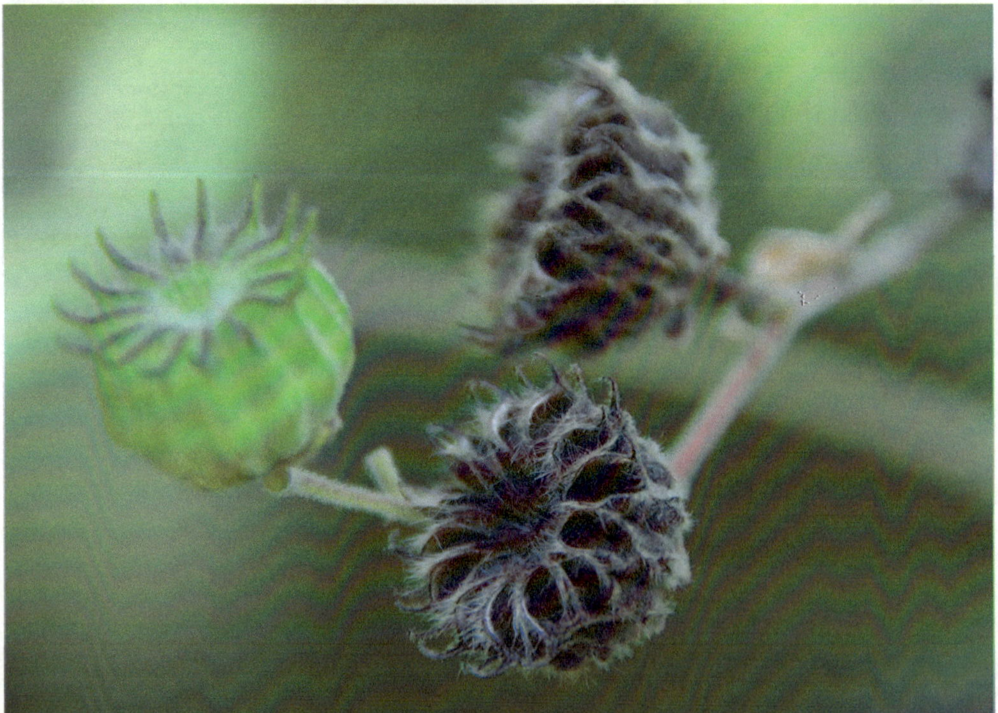

73 楸 木

【别名】楸叶、楸木白皮。

【来源】紫葳科植物楸 *Catalpa bungei* C. A. Mey.。

【形态特征】小乔木，高 8 ~ 12 m。单叶对生；叶片三角状卵形至卵状长圆形，先端长渐尖，基部楔形、阔楔形；上面深绿色，下面无毛。顶生伞房状总状花序，具花 2 ~ 12 朵；花萼在花蕾时呈圆球形，二唇裂；花冠淡红色；雄蕊 4 枚，二强；子房上位，花柱 1 枚。蒴果线形。种子狭长椭圆形。花期 5—6 月，果期 6—10 月。

【生境及分布】生于土壤肥沃的山地。分布于甘肃、河南、江苏、湖南、山西、河北、四川、贵州等地。

【药用部位及采收加工】树皮或根皮（楸木白皮）、叶（楸叶）。树皮或根皮全年可采收，晒干备用或鲜用。叶春、夏二季采收，晒干备用或鲜用。

【性味功效】树皮及根皮：味苦，性凉。降逆气，解疮毒。

叶：味苦，性凉。消肿拔毒，排脓生肌。

【单方验方】①治口疮：鲜楸木白皮适量，捣汁含咽。②治背疮：楸木白皮、白马牙各适量，烧灰，撒放于疮头。③治白癜风：楸木白皮 2500 g，浓煎制膏，取涂患处。④治一切疮肿：楸叶适量，盐水浸软，捣烂敷患处。⑤治小儿头疮、发不生：鲜楸叶适量，捣烂取汁，涂头上。⑥治痔疮：鲜楸叶适量，捣烂，敷患处。

【现代研究】临床上树皮及根皮用于治疗咳嗽、呕吐、白癜风、痈肿疮疡、痔疮等；叶用于治疗疮痈、痔疮、瘰疬、白秃等。

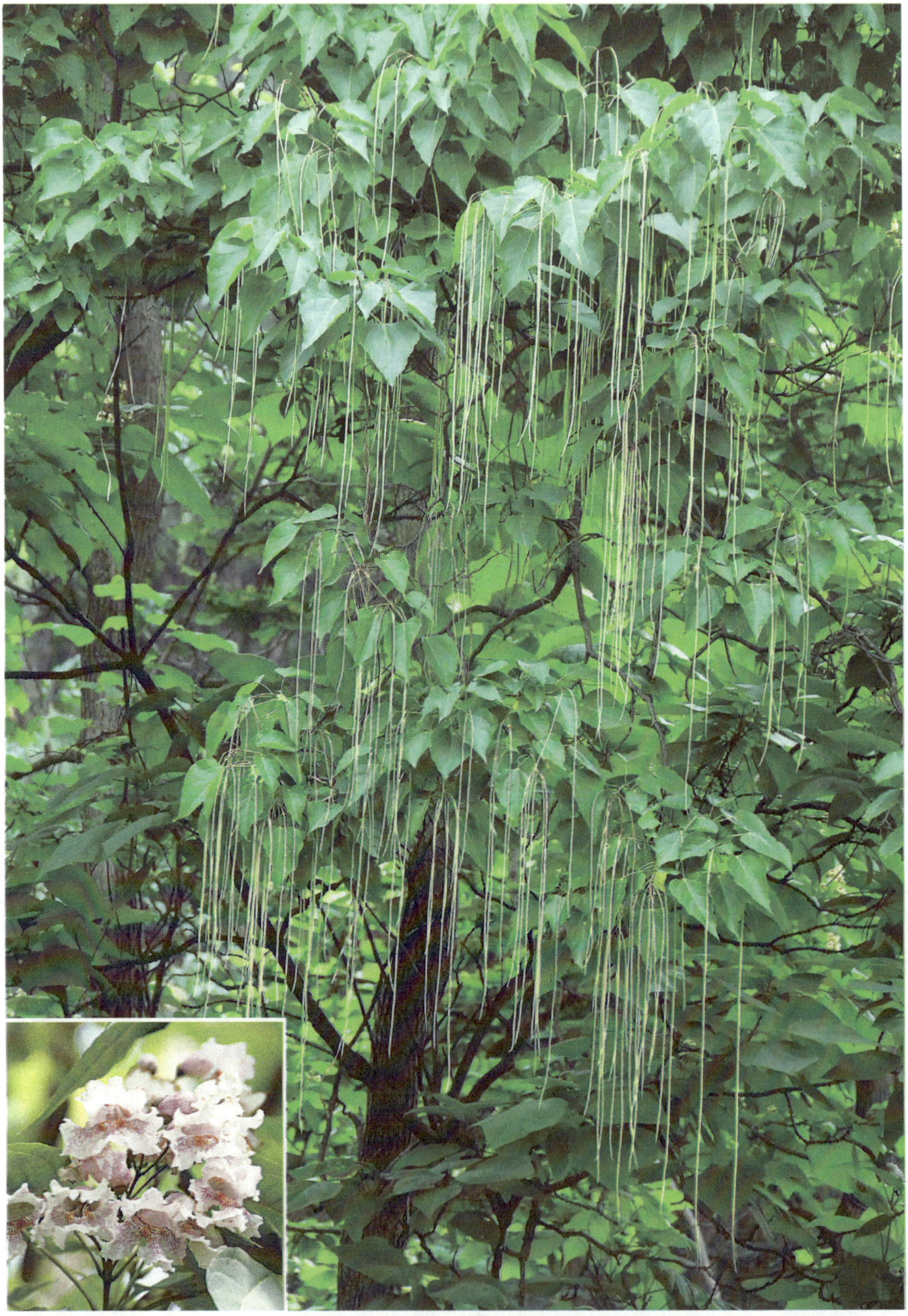